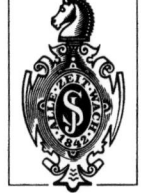

J. V. Wening (Hrsg.)

# Sonographische Diagnostik in der Unfallchirurgie

Geleitwort von K. H. Jungbluth

Mit 77 Abbildungen und 10 Tabellen

Springer-Verlag
Berlin Heidelberg New York
London Paris Tokyo
Hong Kong Barcelona
Budapest

Dr. med. J. VOLKER WENING
Abteilung für Unfall- und Wiederherstellungschirurgie
Universitätskrankenhaus Eppendorf
Martinistr. 52, W-2000 Hamburg 20
Bundesrepublik Deutschland

ISBN-13:978-3-642-76521-6

Die Deutsche Bibliothek – CIP-Einheitsaufnahme
Sonographische Diagnostik in der Unfallchirurgie : J.V. Wening (Hrsg.). –
Berlin ; Heidelberg ; New York ; London ; Paris ; Tokyo ;
Hong Kong ; Barcelona ; Budapest : Springer, 1992
ISBN-13:978-3-642-76521-6    e-ISBN-13:978-3-642-76520-9
DOI: 10.1007/978-3-642-76520-9
NE: Wening, J. Volker [Hrsg.]

Dieses Werk ist urheberrechtlich geschützt. Die dadurch begründeten Rechte, insbesondere die der Übersetzung, des Nachdrucks, des Vortrags, der Entnahme von Abbildungen und Tabellen, der Funksendung, der Mikroverfilmung oder der Vervielfältigung auf anderen Wegen und der Speicherung in Datenverarbeitungsanlagen, bleiben, auch bei nur auszugsweiser Verwertung, vorbehalten. Eine Vervielfältigung dieses Werkes oder von Teilen dieses Werkes ist auch im Einzelfall nur in den Grenzen der gesetzlichen Bestimmungen des Urheberrechtsgesetzes der Bundesrepublik Deutschland vom 9. September 1965 in der jeweils gültigen Fassung zulässig. Sie ist grundsätzlich vergütungspflichtig. Zuwiderhandlungen unterliegen den Strafbestimmungen des Urheberrechtsgesetzes.

© Springer-Verlag Berlin Heidelberg 1992
Softcover reprint of the hardcover 1st edition 1992

Die Wiedergabe von Gebrauchsnamen, Handelsnamen, Warenbezeichnungen usw. in diesem Werk berechtigt auch ohne besondere Kennzeichnung nicht zu der Annahme, daß solche Namen im Sinne der Warenzeichen- und Markenschutz-Gesetzgebung als frei zu betrachten wären und daher von jedermann benutzt werden dürften.

Produkthaftung: Für Angaben über Dosierungsanweisungen und Applikationsformen kann vom Verlag keine Gewähr übernommen werden. Derartige Angaben müssen vom jeweiligen Anwender im Einzelfall anhand anderer Literaturstellen auf ihre Richtigkeit überprüft werden.

Reproduktion der Abbildungen:
Gustav Dreher GmbH, W-7000 Stuttgart, Bundesrepublik Deutschland

Gesamtherstellung:
Graphischer Betrieb Konrad Triltsch, W-8700 Würzburg, Bundesrepublik Deutschland
21/3130 - 5 4 3 2 1 0 – Gedruckt auf säurefreiem Papier

# Geleitwort

Operationsindikationen werden heute in zunehmendem Maße durch bildgebende diagnostische Verfahren beeinflußt. Aufgrund ihrer besonderen Verantwortung wird bei Chirurgen und Unfallchirurgen Erfahrung mit allen Methoden vorausgesetzt.

Ein breites diagnostisches Spektrum bietet die Sonographie beim Verletzten, insbesondere auch beim Mehrfachverletzten als schnelle, mobile, wiederholbare und nebenwirkungsfreie Untersuchungsmethode. Noch vor dem Röntgenbild wird eine sofortige Einschätzung der Verletzungsschwere beim stumpfen Bauch- und Thoraxtrauma möglich; in der Sekundärphase können Gelenk-, Sehnen- und geschlossene Weichteilverletzungen in die Beurteilung mit einbezogen werden. Kurzfristige Verlaufskontrollen und Punktionen unter Sicht reduzieren die Risiken für Patient und Arzt gleichermaßen.

Die chirurgische Weiterbildungsordnung schreibt erst seit wenigen Jahren Kenntnisse mit dem Ultraschallverfahren vor. Das wachsende Interesse an dieser Methode hat uns veranlaßt, unsere langjährigen Erfahrungen mit der sonographischen Diagnostik bei Unfallverletzten in Form dieses Buches interessierten Kollegen zugänglich zu machen.

Hamburg, November 1991            K. H. JUNGBLUTH

# Inhaltsverzeichnis

Sonographie in der Traumatologie –
Stellenwert und Perspektiven
K. H. JUNGBLUTH . . . . . . . . . . . . . . . . . . 1

**Haltungs- und Bewegungsapparat**

Sonographie nach Schultertrauma
J. V. WENING. Mit 8 Abbildungen und 1 Tabelle . . . . . . 5

Kniegelenkssonographie
H. MELLEROWICZ, E. STELLING, A. KEFENBAUM.
Mit 15 Abbildungen . . . . . . . . . . . . . . . . . . 17

Sonographie bei Außenbandrupturen am oberen Sprunggelenk
R. ERNST, M. KEMEN, R. GRITZAN, A. WEBER.
Mit 9 Abbildungen und 2 Tabellen . . . . . . . . . . . 33

Sonographie der Achillessehne
N. M. MEENEN, J. V. WENING. Mit 14 Abbildungen . . . . . 49

Sonographische Diagnostik
von geschlossenen Weichteilverletzungen
J. V. WENING. Mit 6 Abbildungen und 2 Tabellen . . . . . . 61

**Innere Organe**

Sonographie beim stumpfen Bauchtrauma
J. V. WENING. Mit 8 Abbildungen und 1 Tabelle . . . . . . 71

Die transösophageale Doppler-Echokardiographie
als neues Verfahren in der Sonographie des Thoraxtraumas
N. ROEWER, F. BEDNARZ, J. SCHULTE AM ESCH.
Mit 10 Abbildungen und 4 Tabellen . . . . . . . . . . . 83

Sonographische Diagnostik und Therapie
posttraumatischer Flüssigkeitsansammlungen und Abszesse
V. NICOLAS, W. CRONE-MÜNZEBROCK. Mit 7 Abbildungen . . 107

# Mitarbeiterverzeichnis

BEDNARZ, F., Dr. med.
Abteilung für Anästhesiologie, Universitätskrankenhaus Eppendorf
Martinistr. 52, W-2000 Hamburg 20
Bundesrepublik Deutschland

CRONE-MÜNZEBROCK, W., Priv.-Doz. Dr. med.
Radiologische Klinik, Universitätskrankenhaus Eppendorf
Martinistr. 52, W-2000 Hamburg 20
Bundesrepublik Deutschland

ERNST, R., Dr. med.
Chirurgische Klinik der Ruhr-Universität Bochum
St. Josef-Hospital, Gudrunstr. 56, W-4630 Bochum 1
Bundesrepublik Deutschland

GRITZAN, R., Dr. med.
Orthopädische Klinik der Ruhr-Universität Bochum
St. Josef-Hospital, Gudrunstr. 56, W-4630 Bochum 1
Bundesrepublik Deutschland

JUNGBLUTH, K. H., Prof. Dr. med.
Direktor der Abteilung für Unfall- und Wiederherstellungschirurgie
Universitätskrankenhaus Eppendorf
Martinistr. 52, W-2000 Hamburg 20
Bundesrepublik Deutschland

KEFENBAUM, A., Dr. med.
Orthopädische Klinik und Poliklinik der Freien Universität Berlin
Oskar-Helene-Heim, Clayallee 229, 1000 Berlin 33
Bundesrepublik Deutschland

KEMEN, M., Dr. med.
Chirurgische Klinik der Ruhr-Universität Bochum
St. Josef-Hospital, Gudrunstr. 56, W-4630 Bochum 1
Bundesrepublik Deutschland

MEENEN, N. M., Dr. med.
Abteilung für Unfall- und Wiederherstellungschirurgie
Universitätskrankenhaus Eppendorf
Martinistr. 52, W-2000 Hamburg 20
Bundesrepublik Deutschland

MELLEROWICZ, H., Dr. med.
Orthopädische Klinik und Poliklinik der Freien Universität Berlin
Oskar-Helene-Heim, Clayallee 229, 1000 Berlin 33
Bundesrepublik Deutschland

NICOLAS, V., Dr. med.
Radiologische Klinik, Universitätskrankenhaus Eppendorf
Martinistr. 52, W-2000 Hamburg 20
Bundesrepublik Deutschland

ROEWER, N., Priv.-Doz. Dr. med.
Abteilung für Anästhesiologie, Universitätskrankenhaus Eppendorf
Martinistr. 52, W-2000 Hamburg 20
Bundesrepublik Deutschland

SCHULTE AM ESCH, J., Prof. Dr. med.
Direktor der Abteilung für Anästhesiologie
Universitätskrankenhaus Eppendorf
Martinistr. 52, W-2000 Hamburg 20
Bundesrepublik Deutschland

STELLING, E., Dr. med.
Orthopädische Klinik und Poliklinik der Freien Universität Berlin
Oskar-Helene-Heim, Clayallee 229, 1000 Berlin 33
Bundesrepublik Deutschland

WEBER, A., Dr. med.
Radiologische Klinik der Ruhr-Universität Bochum
St. Josef-Hospital, Gudrunstr. 56, W-4630 Bochum 1
Bundesrepublik Deutschland

WENING, J. V., Dr. med.
Abteilung für Unfall- und Wiederherstellungschirurgie
Universitätskrankenhaus Eppendorf
Martinistr. 52, W-2000 Hamburg 20
Bundesrepublik Deutschland

# Sonographie in der Traumatologie – Stellenwert und Perspektiven

K. H. Jungbluth

Mit der Entwicklung der Perkussionstechnik durch Leopold Auenbrugger (1761) begann bereits vor etwa 200 Jahren die Nutzung des Schalls als diagnostisches Hilfsmittel in der Medizin.

1880 entdeckten die Brüder Cyrie den piezoelektrischen Effekt, dessen Umkehrung die Erzeugung von Ultraschall ermöglicht. Als weitere Namen in der Geschichte der Sonographie sind die amerikanischen Radiologen Howry und Bliss zu nennen, die 1949 das Impulsechosystem für den medizinischen Anwendungsbereich und die Compoundtechnik für die praktische Anwendung nutzbar machten.

Im deutschen Sprachraum haben sich Gohr und Wedekind zur gleichen Zeit mit der Compoundtechnik beschäftigt.

Das Real-time-Verfahren wurde 1967 von Krause und Soltner vorgestellt. 1974 entwickelte Kossow und Mitarbeiter das Gray-scale-Verfahren, das die Bilddarstellung entscheidend verbesserte und der Ultraschalldiagnostik im medizinischen Bereich zum Durchbruch verhalf.

In der inneren Medizin und Radiologie hat die Methode schnell Fuß gefaßt, Chirurgen haben in den Anfängen dieses bildgebende Verfahren nur zögernd aufgenommen. Wie zahlreiche Publikationen in den letzten Jahren zeigen, wird der Nachholbedarf zunehmend aufgearbeitet.

Im Bereich der abdominellen Diagnostik, d. h. insbesondere beim stumpfen Bauchtrauma gehört die Sonographie heute zur Basisdiagnostik, mit einer Treffsicherheit von mehr als 90% in Bezug auf den therapeutisch relevanten Nachweis freier Flüssigkeit.

In traumatologischen Abteilungen mit langjähriger sonographischer Erfahrung ist die Lavage mit ihrer Komplikationsrate von immerhin 7–8% als Primärdiagnostik durch den Ultraschall verdrängt worden. Die Ultraschalldiagnostik ist bekanntlich völlig nebenwirkungsfrei und erlaubt nicht nur den Nachweis von Flüssigkeit (Blut, Aszites) sondern auch – in der Hand des erfahrenen Untersuchers – den Nachweis einer Magenperforation durch freie Luft. Thoraxwandhämatome und Ergüsse können in ihrer Ausdehnung bestimmt und unter Sicht punktiert werden – um nur einige Beispiele zu nennen.

Einen besonderen Aspekt für die Unfallchirurgie bietet die Arthrosonographie. Ziel der Untersuchung ist es, in der Akutsituation intra- und periartikuläre Strukturen zu beurteilen. An der Schulter könnnen nach einem stumpfen Trauma oder nach Luxationen ohne Strahlenbelastung zusätzliche Informationen über die periartikulären Weichteile gewonnen werden. Intraartikuläre Ergüsse sind gegen Flüssigkeitsansammlungen in den Bursen abgrenzbar, damit lassen sich vergebliche Punktionsversuche vermeiden. Freie Gelenkkörper werden in allen Gelenken – ab einer gewissen Größe – sichtbar. Auch die Gelenkkongruenz ist mittels Ultraschall beurteilbar.

Das Kniegelenk findet aus sonographischer Sicht ebenfalls zunehmendes Interesse. Unter günstigen Voraussetzungen sind sowohl die Kreuzbänder, die Menisken die Seitenbänder sowie das retropatellare Gleitlager (chondrale oder osteochondrale Flakes) der Ultraschalluntersuchung zugänglich. Erhebliche Einschränkungen bestehen in der Akutsituation für das vordere Kreuzband, da für einen optimalen Einblick eine maximale Beugung des Kniegelenkes unumgänglich ist. Interessant ist auch die Entwicklung der sonographischen Beurteilung von Bandverletzungen am Sprunggelenk, die unter Umständen in Zukunft eine Röntgendiagnostik mit „Stressaufnahmen" ersetzen kann. Hierfür sind jedoch noch weitere vergleichende Studien notwendig, um die Aussagekraft – auch unter forensischen Gesichtspunkten – zu untermauern. Gleiches gilt für die Dokumentation der kompletten Schultereckgelenksprengung (Tossy III), bei der nach Ausschluß einer Fraktur durch die Übersichtsaufnahme des Schultergürtels die Distanz zwischen Clavicula und Acromion sonographisch unter Belastung (10 kg) exakt gemessen werden kann.

Ein weiteres Indikationsfeld für die Sonographie sind geschlossene Weichteilverletzungen, Hämatome, Ergüsse, chronische Veränderungen und auch Weichteiltumoren. Die Verlaufskontrolle von Frakturen ist ebenfalls Gegenstand der klinischen Forschung auf dem Gebiet der Sonographie.

Obwohl in vielen Indikationsbereichen noch klinische Erfahrungen gesammelt und durch entsprechende Studien untermauert werden müssen, läßt sich schon heute sagen, daß ein Teil der radiologischen Diagnostik in Zukunft durch die Sonographie ergänzt und unter Umständen auch ersetzt werden kann. Ziel muß es sein, die Sicherheit der Methode so weit zu festigen, daß Doppeluntersuchungen vermieden und Operationsindikationen sonographisch gestellt werden können.

Schließlich ist anzumerken, daß der Nachweis von umfassenden Kenntnissen in der Sonographie Gegenstand des chirurgischen Weiterbildungskatalogs ist.

# Haltungs- und Bewegungsapparat

# Sonographie nach Schultertrauma

J. V. WENING

Schulterschmerzen und Bewegungseinschränkung des Armes nach direkten und indirekten Schulterverletzungen bei radiologisch negativem Befund sind für Patienten und behandelnden Arzt gleichermaßen beunruhigend und werfen die Frage nach dem weiterem diagnostischen Vorgehen auf. Die Ultraschalldiagnostik schließt die Lücke in der Akutdiagnostik zur Beurteilung der Schulterweichteile.

1977 berichtete Mayer auf einer Veranstaltung des American Institute of Ultrasound in Medicine (AIUM) in Dallas (USA) erstmalig über Erfahrungen mit der Sonographie in der Schulterregion [9]. Diese ersten Eindrücke wurden durch experimentelle Arbeiten von Seltzer [12] untermauert, der nach Injektion von Kontrastmittel in das Schultergelenk von Affen nachwies, daß neben knöchernen Strukturen durchaus auch Muskeln, Sehnen und periartikuläre Veränderungen im Schallbild sichtbar werden.

Seit 1980 nimmt die Zahl der Publikationen zum Thema Schultersonographie deutlich zu [1–14], und durch vergleichende klinische Studien mit anderen bildgebenden Verfahren wie Arthrographie, Computertomographie und MRT (Magnetische Resonanz Tomographie) als „goldener Standard" ist der Stellenwert der Ultraschalluntersuchung bezüglich Sensivität, Spezifität und Genauigkeit gesichert.

Voraussetzung für die Interpretation von Schultersonogrammen ist die Kenntnis der physiologischen Ultraschallanatomie. Zu den diesbezüglich rele-

**Tabelle 1.** Schultersonographie

| | |
|---|---|
| Indikation zur Sonographie | Alle posttraumatischen Zustände mit unklaren Schulterbeschwerden |
| Verwendete Schallköpfe | 7,5- bzw. 10-MHZ-Schallköpfe ohne Vorlaufstrecke (Linearschallkopf)<br>5-MHz-Schallkopf mit Vorlaufstrecke (Linearschallkopf) |
| Vorlaufstrecke | Ankoppelungsmedium aus weichem Polyvinylchlorid oder „Wassersack" mit PVC-Hülle, Proxon. Die Vorlaufstrecken entsprechen in Schalleitungsgeschwindigkeit, Dämpfung und Widerstand in etwa dem Weichteilgewebe |
| Vorteile | Gute Anpassung an die Schulterkontur |
| Nachteile | Etwas schwächeres Auflösungsvermögen, da die wesentlichen Weichteilstrukturen an der Schulter nur 2–5 cm unter der Oberfläche liegen (betrifft nur 7,5- und 10 MHz-Schallköpfe) |

vanten Weichteilstrukturen an der Schulter zählen:

- die Rotatorenmanschette
- die lange Bizepssehne
- die Bursa subdeltoidea und subacromialis,
- der Gelenkspalt,
- der M. deltoideus,
- das Lig. coracoacromiale.

Als knöcherne Orientierungspunkte dienen:

- der Humeruskopf,
- das Korakoid,
- das Akromion.

Posttraumatisch sind folgende Veränderungen von Interesse:

- Einblutungen in die Muskulatur,
- Gelenkergüsse,
- Bursitiden / Bursaerguß,
- Einrisse / Rupturen der Rotatorenmanschette,
- Labrumverletzungen,
- Ruptur der Bizepssehne,
- Erguß in der Bizepssehnenscheide,
- Luxation der Bizepssehne,
- Hill-Sachs-Defekt,
- Akromioklavikulargelenksprengung,
- subkapitale Humerusfraktur.

Knochenverletzungen an der Schulter sind zwar nach wie vor eine Domäne der Röntgendiagnostik, posttraumatische Veränderungen des Humeruskopfs (Hill-Sachs-Defekt) oder subkapitale Humerusfrakturen sind jedoch im Schallbild (Abb. 1 und 2) nachweisbar.

Für die Darstellung subkapitaler *Humerusfrakturen* sind im allgemeinen die vertikalen Schallebenen aussagefähiger, trotzdem ist, analog zum Röntgenbild, eine zweite Ebene sinnvoll. In kleinen Schritten wird der Oberarm mit dem Oberarmkopf von ventral nach dorsal „umwandert", so daß auch mehrere Fragmente in ihrer Ausdehnung erfaßt werden. Die ausschließlich sonographische Beurteilung des Oberarmes wie auch anderer Frakturen ist z. Z. für eine Operationsindikation nicht ausreichend.

Am *Akromioklavikulargelenk* (ACG) lassen sich die einzelnen Bandstrukturen auch unter Verwendung hoch auflösender Schallköpfe nicht immer sicher darstellen. In Ergänzung zum klinischen Befund kann aber ein Höhenunterschied zwischen Akromion und Klavikula sowie das zwischen den Bandenden liegende Hämatom zu Dokumentationszwecken benutzt werden (z. B. beim polytraumatisierten Patienten) (Abb. 3). Die Ultraschalldokumentation allein, ohne zusätzliche radiologische Untersuchung auf Klavikulafraktur oder sonstige Knochenverletzungen am Schultergürtel, ist z. Z. für die präope-

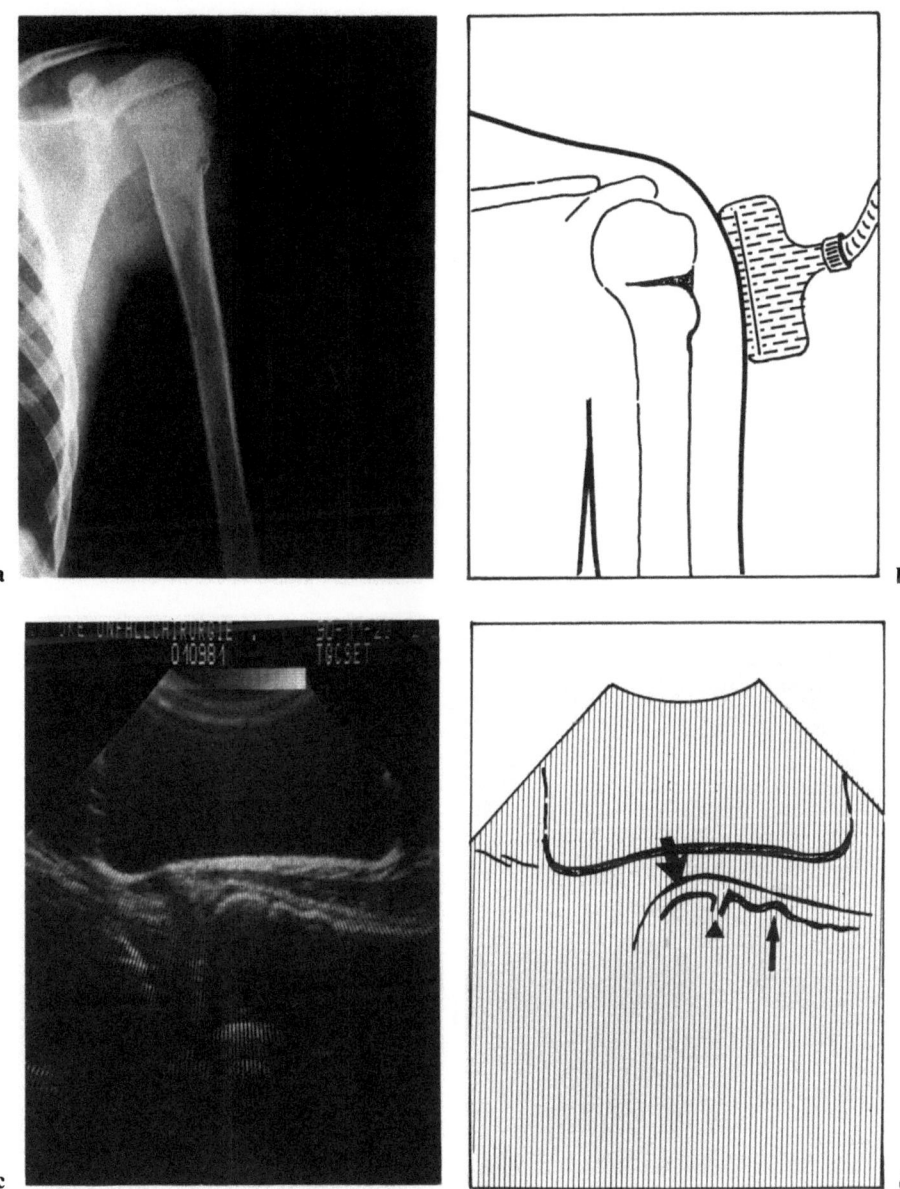

**Abb. 1a–d.** Subkapitale Grünholzfraktur. **a** Röntgenbild, **b** Schallkopfposition, **c** sonographischer Befund, **d** Schemazeichnung (*dicker Pfeil* Bizepssehne mit Sehnenscheide, *Pfeilspitze* Epiphyse, *langer Pfeil* Grünholzfraktur). 5-MHz-Sektorschallkopf mit Vorlaufstrecke

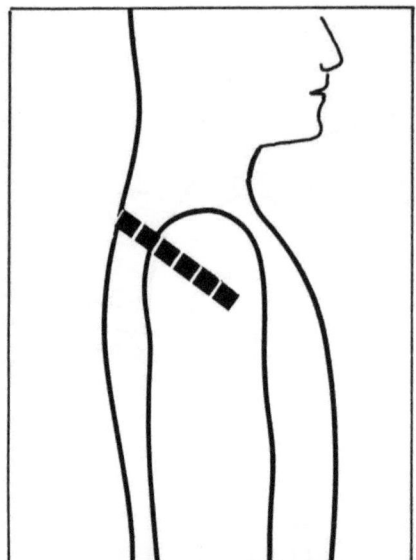

**Abb. 2 a–c.** Hill-Sachs-Defekt und Luxation der Schulter. **a** Schemazeichnung für Schallkopfposition, **b** sonographischer Befund, **c** schematische Erklärung (*breiter Pfeil* tiefer Hill-Sachs-Defekt, *Pfeilspitze* ausgebrochene Knorpelteile, *S* Schallkopf). 5-MHz-Sektorschallkopf mit Vorlaufstrecke

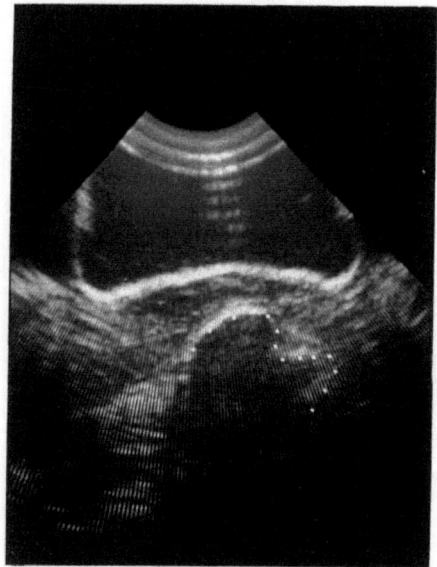
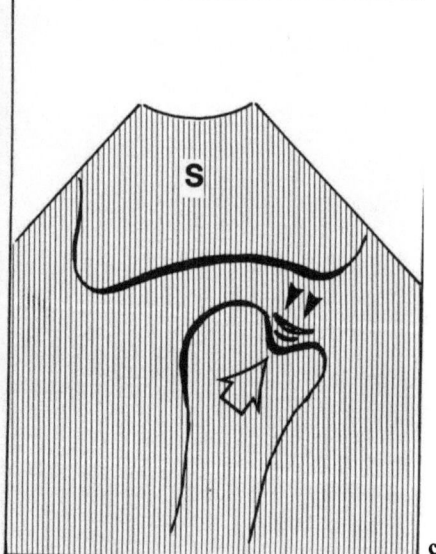

rative Diagnostik noch unzureichend. Geht es jedoch um den alleinigen Nachweis einer ACG-Sprengung Tosy III ist sie durchaus mit der Röntgendiagnostik gleichwertig. Der Schallkopf wird von kranial parallel zur Klavikula aufgesetzt; als weitere Schnittebenen bieten sich die ventral horizontale und dorsal horizontale Ebene an. Die Schallwellenrichtung verläuft dabei von dorsal nach ventral bzw. umgekehrt in horizontaler Richtung. Bei Verletzten, die in der

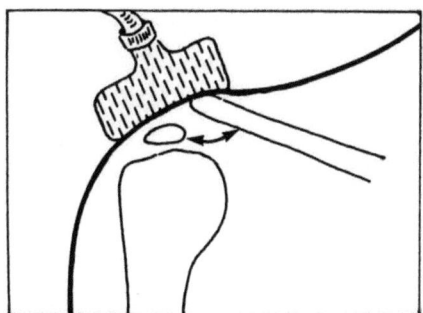

**Abb. 3a–c.** ACG-Sprengung Toss III.
**a** Schemazeichnung, **b** sonographischer Befund, **c** Erläuterung des Ultraschallbefunds (*C* Klavikula, *A* Akromion, *Pfeil* Hämatom)

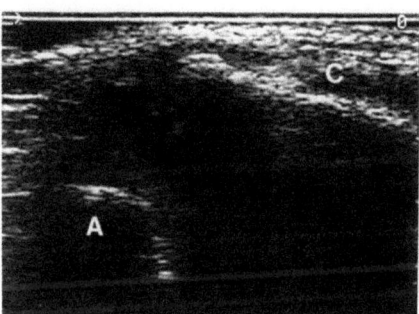
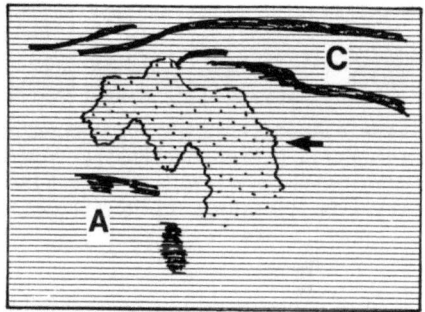

Lage sind zu stehen oder zu gehen, kann die Untersuchung wie zum radiologischen Distanznachweis in ACG mit einer Zugbelastung von 10 kg an beiden Armen im Seitenvergleich ausgeführt werden.

Für die Untersuchung periartikulärer *Weichteile* an der Schulter hat sich folgendes Vorgehen bewährt: Die sonographische Untersuchung kann am stehenden, liegenden und halbsitzenden Patienten – beginnend auf der beschwerdefreien Seite des Verletzten, da interindividuell erhebliche anatomische Unterschiede bestehen können, durchgeführt werden.

Für die orientierende statische und dynamische Untersuchung genügen 3 Schnittebenen:

a) anterior-posterior horizontal (von ventral),
b) seitlich (90° zur Horizontalen),
c) posterior-anterior horizontal (von dorsal).

Eine dynamische Untersuchung (aktiv und passiv) unter maximaler Innen- und Außenrotation über die Neutralposition hinaus in den oben genannten Schallkopfpositionen rundet das Bild ab. Erst dann schließt sich die Sonographie der verletzten Seite unter gleichen Kautelen an. Von besonderer Bedeutung ist die passive Innenrotation bei leichter Retroversion des Armes (Arm hinter dem Rücken), weil hierdurch ein breiter Einblick auf den lateralen, klinisch relevanten Anteil der Rotatorenmanschette (offenes subakromiales Fenster) entsteht. Etwa die Hälfte der Risse im sehnigen Anteil betreffen nur

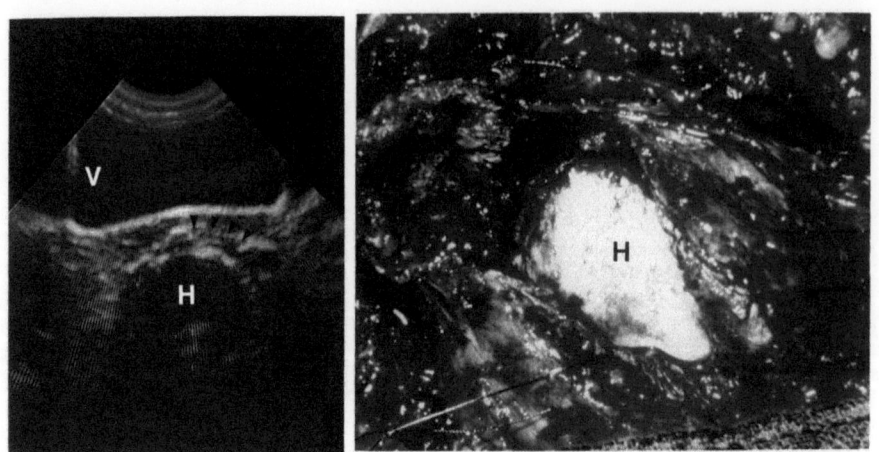

**Abb. 4. a** Strukturverlust der Rotatorenmanschette („disorganized pattern") bei ausgedehnter Ruptur (a.-p.-Schnittbild links) (*V* Vorlaufstrecke, *H* Humeruskopf, *Pfeilspitze* Defekt). 5-MHz-Schallkopf mit Vorlaufstrecke. **b** Intraoperativer Situs bei ausgedehntem Rotatorendefekt (sog. Humerusglatze), (*H* freiliegender Humeruskopf)

die Supraspinatussehne und sind mit einer altersentsprechenden degenerativen Veränderung kombiniert.

Akute, komplette *Rotatorenabrisse* mit Entwicklung einer sog. Humerusglatze führen zu einem charakteristischen Schallbild. Sonographisch entsteht bei der statischen Betrachtung (anterior-posterior horizontal) bereits der Eindruck eines nichtgeordneten Musters der anatomischen Strukturen („disorganized pattern") (Abb. 4). Unter dynamischen Bedingungen ist die Grundstruktur Humeruskopf – papageienschnabelartige Rotatorenmanschette – Abgrenzung nach kranial durch einen schalldichten Halbkreis der Bursa subdeltoidea-subacromialis ebenfalls aufgehoben. Der Humeruskopf wird bei Außenrotation nicht mehr von der Manschette bedeckt; auch die typische Streckung, die bei Drehung des Oberarms als sog. Radspeichenphänomen auftritt, unterbleibt. Kleinere Defekte werden je nach zeitlichem Abstand vom Trauma als schallarme Areale (frische Einblutung) oder schalldichte Anteile (Reparationsvorgänge) dargestellt. Vorschädigungen im Sinne von degenerativen Veränderungen führen im Ultraschallbild ebenfalls zu einer Aufhellung in der Manschettenstruktur. Kalkanteile verursachen ein typisches Auslöschungsphänomen mit Schallschatten. Partielle, d. h. kranial offene, nach kaudal offene oder intraligamentäre Rupturen können mit der Ultraschalluntersuchung ebenfalls erfaßt werden. Zu beachten sind bei der Beurteilung der Rotatorenmanschette folgende „Fallgruben" (pit falls): Ansatznah projiziert sich bei leicht schräger Schallkopfposition (anterior-posterior horizontal) von ventral die quer getroffene Bizepssehne als schalldichter Fleck in den seitlichen Anteil der Rotatorenmanschette und kann fälschlich als Rotatorendefekt interpretiert werden. Ein ähnliches Bild entsteht durch queren Anschnitt des Lig. coracoacromiale (Abb. 5 und 6) oder quer getroffene Lig. humerale.

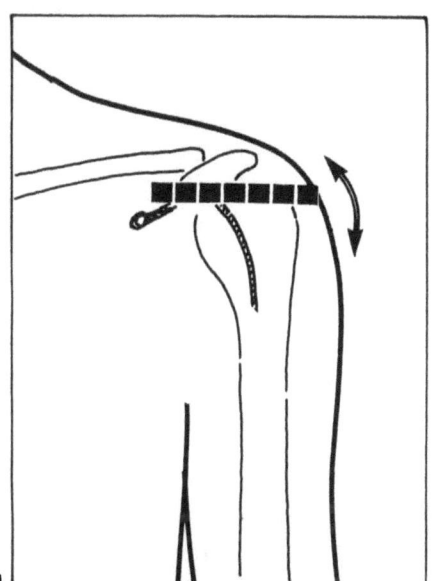

**Abb. 5a–c.** Darstellung der quer getroffenen Bizepssehne und des Lig. coracoacromiale. **a** Schemazeichnung der Schallposition, **b** sonographischer Befund, **c** schematische Erklärung; *cave* fälschliche Deutung als ältere Rotatorenruptur (*H* Humeruskopf, *Pfeil* flacher Sulcus, *LIG* Lig. coracoacromiale, *B* Bizepssehne quer, *C* Korakoid)

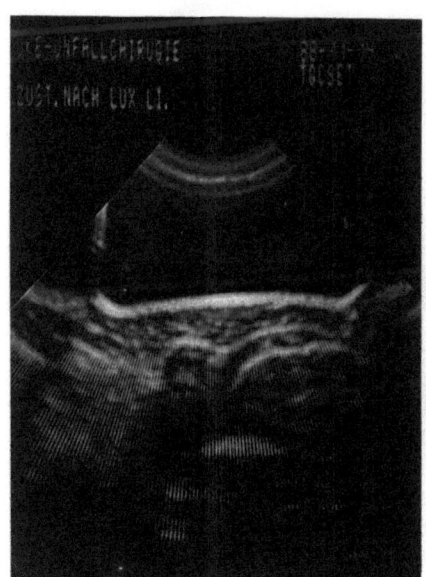
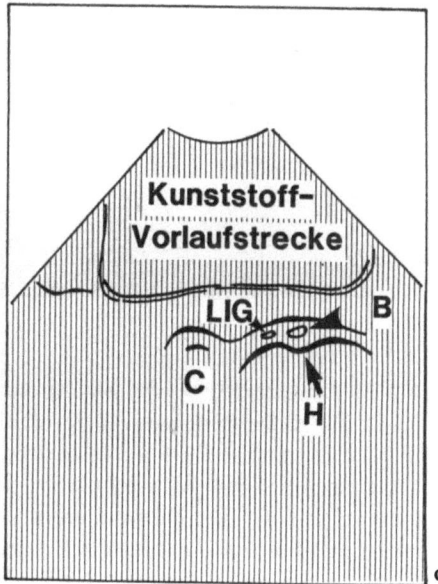

8–28% der chronischen Verletzungen der Rotatoren treten in Verbindung mit einem Riß der langen *Bizepssehne* [6] auf. Zur Sulcusdarstellung am proximalen Oberarm wird der Schallkopf von ventral auf die Mitte des Oberarmes zentriert. Bei hängendem Arm in der Neutralposition stellt sich im horizontalen Querschnitt etwa 3 cm unterhalb des Akromions die quer getroffene Bizepssehne im Sulcus bicipitis als heller Fleck dar. Bei Ergußbildung inner-

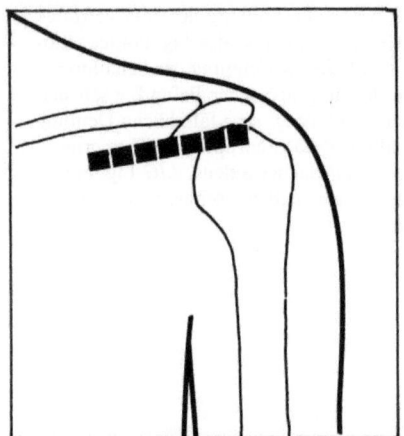

**Abb. 6 a–c.** Korrekt eingestellter Normalbefund (a.-p.). **a** Schemazeichnung der Schallkopfposition, **b** sonographisches Schnittbild, **c** erläuternde Schemazeichnung des Ultraschallbefundes (*S* Schallkopf, *U* Unterhautfettgewebe, *D* M. deltoideus, *H* Humeruskopf, *B* Bizepssehne quer, *Pfeilspitzen* Processus coracoideus mit Schallschatten)

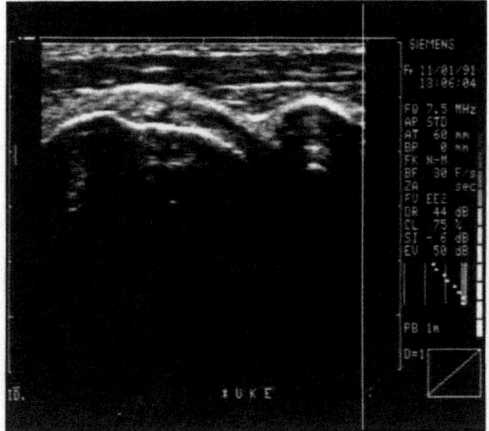
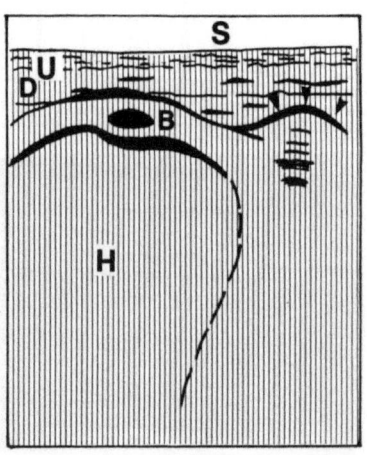

halb der Sehnenscheide entsteht ein deutlicher schallarmer Hof („target sign") (Abb. 7). Bei flachem Sulcus intertubercularis kann unter dynamischen Bedingungen mit leichter Innen- oder Außenrotation bei zerstörter Deckplatte eine Luxation der Sehne aus dem Fach provoziert werden. Bei erhaltener Deckplatte reitet u. U. die Bizepssehne in Subluxationsposition auf dem Rand der Grube. Physiologischerweise flacht der Sulcus in kraniokaudaler Richtung ab. Rauhigkeiten im Sulcus selbst sind ebenfalls sonographisch erkennbar.

In der Längsdarstellung läßt sich eine Flüssigkeitsansammlung in der Sehnenscheide schwierig nachvollziehen. Eine Verdickung bei ödematöser Verquellung und Degeneration der Sehne in der Sekundärphase ist hingegen gut zu erkennen. Strukturunregelmäßigkeiten am Sulcusboden (rauhes Gleitlager) manifestieren sich klinisch in Form dauerhafter Beschwerden. Auch wenn sich nach einem akuten Ereignis ein fehlender Bizepssehnenreflex im Sonogramm ergibt, bleibt die Diagnose einer akuten Bizepssehnenruptur primär eine klinische. Bei sich langsam degenerativ entwickelnden Bizepssehnenrupturen

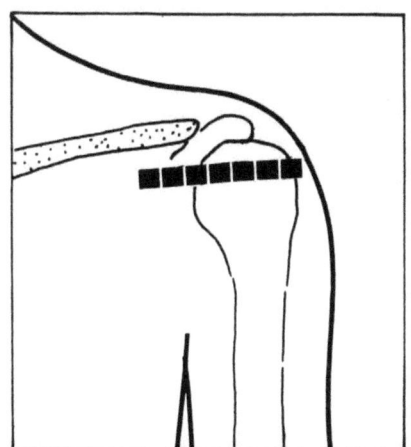

**Abb. 7a–c.** Nur schwach im Querschnitt darstellbare Bizepssehne mit (Seitenvergleich!) peritendinösem Erguß, zusätzlich Hämatom bzw. Flüssigkeit in den Weichteilen (*A* quer getroffene Bizepssehne, *B* bindegewebige Deckenplatte, *F* Flüssigkeit, ⊙ „target sign") 7,5-MHz-Sektorschallkopf

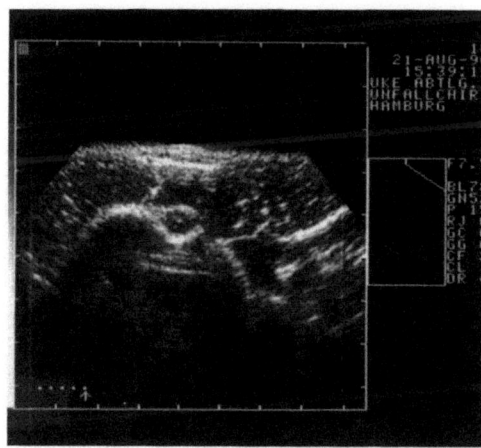
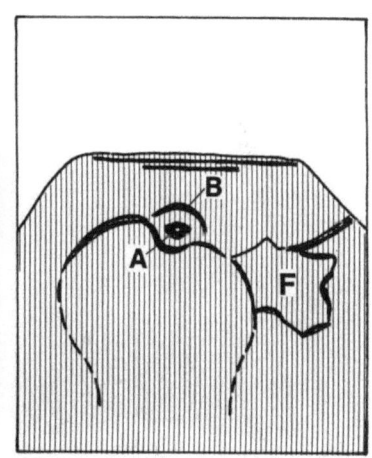

kommt es zu Verklebungen mit Fixierung des abgerissenen Sehnenanteils am proximalen Humerus, so daß nicht unbedingt der typische Muskelbauch am beugeseitigen Oberarm entstehen muß.

Zur Überprüfung des Verletzungsmusters nach *Schulterluxation* stellt die Ultraschalluntersuchung eine Ergänzung zu anderen bildgebenden Verfahren dar. Während der Nachweis eines dorsolateralen Hill-Sachs-Defekts nach vorderer, unterer Luxation und Reposition immer gelingt (s. Abb. 2), ist der Nachweis eines Limbusabrisses ohne knöcherne Beteiligung nur schwer zu erbringen. Als Schnittebenen sind von ventral der Vertikalschnitt bei 30° Außenrotation des Oberarms und der dorsale Horizontal- und Vertikalschnitt zu empfehlen. Der ventrale Pfannenanteil mit Limbus ist nur bei Außenrotation einsehbar, da in Neutralstellung bzw. bei leichter Innenrotation das Tuberculum minus den Pfannenrand mit Limbus überdeckt. Dem anatomischen Präparat und der arthroskopischen Untersuchung ist zu entnehmen, daß der ventrale untere Limbusanteil im sonographischen Anschnittbild relativ spitz-

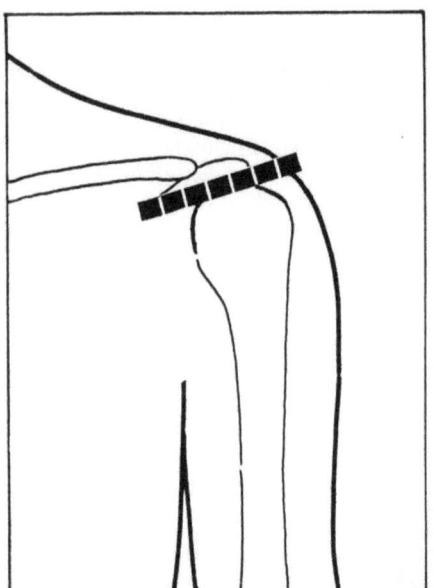
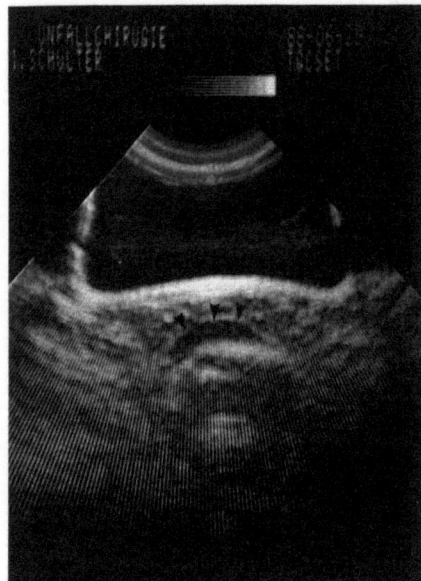
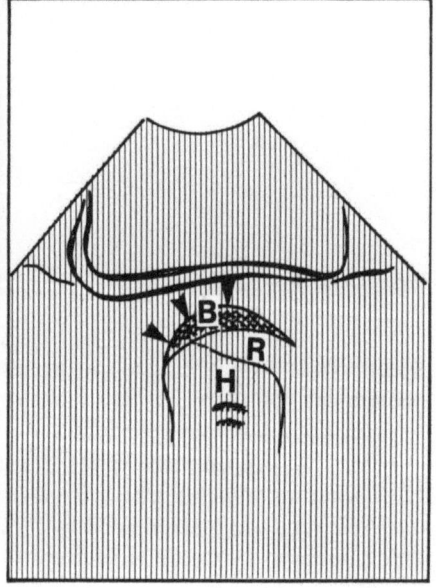

**Abb. 8a–c.** Ergußbildung in der Bursa subdeltioda/subacromialis nach stumpfen Anpralltrauma. **a** Schallkopfposition, **b** Ultraschallbild, **c** Schemazeichnung (*H* Humeruskopf, *R* Rotatoren, *B* Bursahämatom/Erguß). 5-MHz-Sektorenschallkopf, a.-p.-Schnittebene, nahezu horizontal

winkelig ist, vergleichbar mit der Meniskusdarstellung im Vorderhornbereich, während der dorsale Anteil rund und plump wirkt. Bei den typischen Längsrissen im Faserverlauf mit Spaltbildung entsteht ein der Meniskusruptur ähnliches Bild. Diese im Einzelfall nachweisbaren Läsionen sind nach unseren bisherigen Erfahrungen (laufende prospektive Studie im Vergleich zur Arthroskopie und dem Kontrast-CT) mit 7,5- und 10-MHz-Schallköpfen noch nicht klinisch relevant reproduzierbar.

Klinisch relevant ist allerdings der sonographische Nachweis von Ergüssen und Hämatomen in der Schulterregion, wobei die Punktion des Gelenks bereits unter sonographischer Kontrolle erfolgen kann (Abb. 8).

Ein wichtiger Indikationsbereich ist – vergleichbar mit dem Stellenwert einer Untersuchung an der Säuglingshüfte – der Nachweis einer Epiphysiolyse des Humeruskopfs als geburtstraumatisches Ereignis unmittelbar post partum. Da der Humeruskopf in diesem Alter ohne Kontrastmittel radiologisch nicht nachweisbar ist, stellt die Sonographie als komplikationslose, schmerzfreie Technik bei entsprechender Symptomatik den ersten Schritt zum sicheren Nachweis dieser Verletzung dar. Auch die Kontrolle nach Reposition erfolgt mit Hilfe des Ultraschalls.

## Klinischer Stellenwert der Methode

Nach einem Schultertrauma ohne radiologischen Nachweis einer knöchernen Verletzung ist die Sonographie der Schulterregion heute die Methode der Wahl zur Beurteilung der Weichteile. Sicher zu dokumentieren sind Einblutungen in die Muskulatur, das Hämarthros, Veränderungen der Bursen und zu einem hohen Prozentsatz Läsionen der Rotatorenmanschette. Die Dokumentation ligamentärer Zerreißungen des Schultereckgelenks ist indirekt durch das Hämatom und den Distanznachweis zwischen Klavikula und Akromion sicher gewährleistet. Frakturen des Oberarmkopfs, subkapitale Frakturen und auch Klavikulafrakturen sind bei Dislokationen zwar nachweisbar, die Bilder vermitteln jedoch keine ausreichenden Befunde, um eine Operationsindikation zu stellen. Während der Hill-Sachs-Defekt immer erkennbar ist, werden Limbusverletzungen nach einer Schulterluxation nur in Einzelfällen durch die Ultraschalluntersuchung korrekt erfaßt.

## Literatur

1. Bretzke CA, Crass JR (1985) Ultrasonography of the rotatar cuff. Anat Invest Radiol 20 (3):311–315
2. Crass JR, Craig EV (1984) Ultrasonography of the rotator cuff: surgical correlation. JCU 12 (8):487–491
3. Harland U (1986) Die Sonographische Untersuchung des Schultergelenkes. Med Orthop Techn 106:48–52
4. Hedtmann A, Weber A, Schleberger R, Fett H (1986) Ultraschalluntersuchung des Schultergelenkes. Orthop Prax 9:647–61
5. Hermann B, Steiner D (1989) Schulter- und Schallkopfpositionen. Ultraschall 10:211–15
6. Katthagen BD (1988) Schultersonographie. Thieme, Stuttgart

7. Kujat R, Wippermann BW (1986) Schultersonographie bei Rotatorendefekten. Unfallchirurgie 89:409–417
8. Mack LA (1985) Ultrasound evaluation of the rotator cuff. Radiology 157:205–209
9. Mayer V (1985) Ultrasonography of the rotator cuff. J Ultrasound Med 4:607
10. Melzer C, Krödel A (1988) Sonographische Beurteilung der Rotatorenmanschette nach Rekonstruktion kompletter Rupturen. RÖFO 149:408–413
11. Middleton WD, Edelstein G (1984) Ultrasonography of the rotator cuff: technique and normal anatomy. J Ultrasound Med 3 (12):549–51
12. Seltzer SE (1980) Arthrosonograpy – techniques, sonographic anatomy and pathology. Invest Radiol 15:19–28
13. Triebel D, Wening JV, Witte G (1986) Rotatorenmanschettenruptur des Schultergelenkes. Sonographie-Arthrographie Röntgenblätter 39:266–272
14. Weiner DS, Mc Nab I (1970) Ruptures of the rotator cuff: Follow-up evaluation of operative repairs Can J Surg 13:219–227
15. Wening JV, Steiner D (1989) Schultersonographie: Topographie und pathologische Befunde Hefte Unfallheilkd. 207:411–413
16. Wolfram U, Träger D, Rode P (1988) Sonographischer Nachweis der Hill Sachs Läsion nach vorderer Schulterluxation. Ultraschall Klin Prax 3:205–206

# Kniegelenkssonographie

H. Mellerowicz, E. Stelling, A. Kefenbaum

Am Kniegelenk bietet die Arthrosonographie als bildgebendes, dynamisches und nebenwirkungsfreies Verfahren, das zudem zeit- und kostengünstig ist, viele Anwendungsmöglichkeiten [7, 8, 11–14, 17, 20]. In zahlreichen Veröffentlichungen, vor allem aus dem rheumatologischen Arbeitsbereich, ist seit Anfang der 70er Jahre der sonographische Nachweis und die Differenzierung der Weichteilschwellungen am Kniegelenk beschrieben worden [14].

Die Ultraschalluntersuchung limitiert sich durch die Echoreflektion und -absorption am Knochen, so daß eine Übersicht nur an ausgewählten Punkten und in besonderen Gelenksstellungen möglich ist. Einer differenzierten bildlichen Darstellung in der Tiefe steht das mangelnde Auflösungsvermögen entgegen, ebenso die an den knöchernen Strukturen entstehenden Artefakte. Diese Tatsache hat dazu geführt, daß die Kniebinnendiagnostik hinsichtlich der Menisken und der Kreuzbandläsionen erst seit 1980 betrieben und hinsichtlich ihrer Aussagefähigkeit in der Literatur kontrovers beurteilt wird [1, 3, 7, 9, 11, 12, 18, 19]. Die klinischen Instabilitäten der Kapselbandstrukturen lassen sich im Sonogramm nur dynamisch verifizieren wie Hien und Wirth 1985 zeigen konnten [6]. Eine gute Darstellbarkeit ergibt sich am gesamten Kniestreckapparat einschließlich der Veränderungen am Ansatz, wie z.B. bei Osgood-Schlatter-Krankheit.

## Material und Methode

Für die sonographische Untersuchung des Kniegelenks ist ein Real-time-Ultraschallgerät mit 5- bis 7,5-MHz-Linear- und Sektorscannern erforderlich. Eine hohe Grauwertstufenzahl und gutes Auflösungsvermögen durch eine entsprechende elektronische Signalverarbeitung erleichtert die Differenzierung der verschiedenen echogenen und echoarmen Strukturen. Um im jeweils optimalen Fokusbereich der Schallsonden zu arbeiten, werden bei der Untersuchung sehr oberflächennah gelegener Strukturen Wasser- oder Kunststoffvorlaufstrecken benötigt. Zu berücksichtigen ist das Auftreten von Artefakten, hervorgerufen durch diese Vorlaufstrecken. Die optimale Abstimmung und individuelle Einstellung des Geräts auf den jeweiligen Patienten ist so zu gestalten, daß durch Oberflächen- und Tiefeneinstellung sowie Grundverstärkung eine gleichmäßige Darstellung der Strukturen in allen Bildebenen ohne Überstrahlung erreicht wird. Als Referenz sollten die Muskelseptierungen als gleichmäßige Muster abgebildet werden, hinter dem Knochen sollten keine

Reverberationsechos auftreten. Untersucht wird in jeweils 2 Ebenen aufeinander, in verschiedenen Gelenkstellungen sowie dynamisch unter Bewegung. Die Bewegung kann aktiv und passiv erfolgen. Nur bei der Untersuchung in allen Ebenen, im kontralateralen Seitenvergleich und der dynamischen Untersuchung kann ein Großmaß an Sicherheit in der Aussage der sonographischen Untersuchung erreicht werden. Entsprechend einer Absprache in der Sektion Ultraschall der DGOT wird der kraniale Anteil sowie der mediale jeweils links im Bild abgebildet. Die Dokumentation erfolgt mittels Multiformatkamera, Videodokumentation oder Computerauswertung. Bei der Routineuntersuchung werden ggf. 10 und mehr Bilder angefertigt, wobei die untengenannten Untersuchungsebenen dokumentiert werden sollten.

## Schallkopfpositionen und Untersuchungstechnik

Zur sonographischen Untersuchung des Kniegelenks haben sich Standardeinstellungen bewährt, die üblicherweise als Longitudinalschnitte über und unterhalb der Kniescheibe sowie radiär geführt werden. Transversalschnitte und die Untersuchungen in verschiedenen Gelenksstellungen erweitern die Aussagefähigkeit [7, 11].

## Sonoanatomie und Befunde

### Dorsaler Längsschnitt

Basal werden die Femurkondylen und der Tibiakopf als scharfe Reflexe und Zonen mit retrograder Schallauslöschung differenziert. Dazwischen erscheinen als homogen echogene dreieckige Strukturen die Menisken und das hintere Kreuzband, überzogen von einer schwach echogenen Längsstruktur, der Gelenkkapsel, die sich dorsal über die echoarme Struktur des Gelenkknorpels schiebt. Darüber liegen echoarm, unterbrochen mit regelmäßigen Septierungen und eingeschlossen in eine echodichte Hülle, die Mm. gastrocnemii. In ihrer Mitte kommen die Poplitealgefäße als schallarme längsgerichtete Strukturen zur Darstellung, die auch durch eine Schallverstärkung an der Rückfläche weitergehend zu differenzieren sind (Abb. 1).

Bei genauer Kenntnis der anatomischen Strukturen ist die Abklärung der schmerzhaften Weichteilschwellungen der Kniekehle ein Schwerpunkt der Ultraschalldiagnostik [10]. Insbesondere synoviale Zysten des Kniegelenks lassen sich durch die echoarme, scharf abgegrenzte Darstellung mit der retrograden Schallverstärkung aufzeigen und in weiteren, teilweise atypischen Einstellungen, oftmals bis in das Gelenk hin verfolgen (Abb. 2). Selbst kleine Zysten, die der klinischen Untersuchung entgehen, werden sonographisch gut erfaßt und

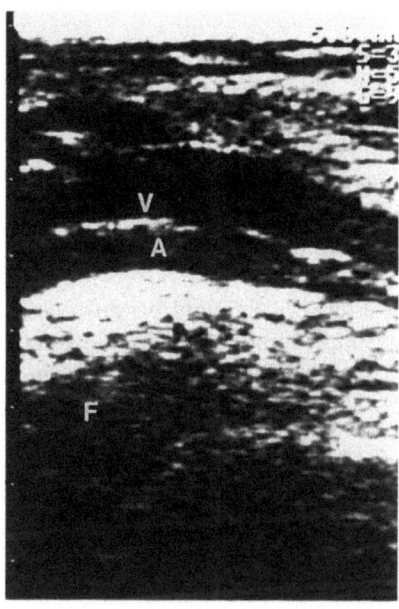

**Abb. 1.** Gefäße in der Kniekehle (Längsschnitt) (*V* Vene, *A* Arterie, *F* Femur)

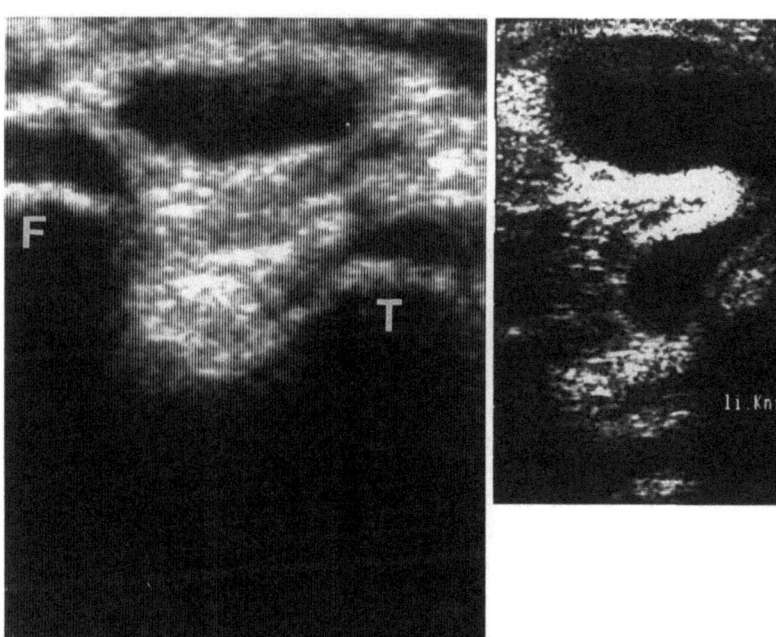

**Abb. 2a, b.** Synoviale Kniekehlenzyste im Longitudinal (**a**) und Querschnitt (**b**). Die Zysten zeigen sich als scharf abgegrenzte, echofreie Bereiche mit Schallverstärkung an der Rückfläche. Im Querschnitt kann der Ausführungsgang bis an die Gelenkkapsel verfolgt werden (*F* Femur, *T* Tibia)

können hinsichtlich ihrer Größe in Längs- und Quereinstellungen berechnet werden. Um Verwechslungen insbesondere mit varikös veränderten Gefäßen zu vermeiden, sollten diese möglichst in einem Bildabschnitt gleichzeitig zur Darstellung gebracht werden. Entsprechendes gilt für die Darstellung von Semimembranosus- und Gastrocnemiuszysten bei Kindern, wie auch für andere tumoröse Neubildungen der Kniekehlenregion. Aufgrund der niedrigen Spezifität der Befunde ist eine exakte sonographische Artdiagnose von Weichteiltumoren allerdings nicht möglich [6]. Eine sonographisch geführte Punktion ermöglicht weitere Abklärung.

Insertionstendopathien können nur im Seitenvergleich und bei differenter Darstellung im Sinne von Sehnenverbreiterungen und Echoveränderungen bewertet werden. Häufig ist selbst bei starker Schmerzsymptomatik eine sonographische Darstellung aufgrund der nur geringen morphologischen Veränderungen nicht zu finden.

Dorsale Abrisse des hinteren Kreuzbands (sehr selten) können erfaßt werden. Eine sehr gute Darstellbarkeit des Meniskus ergibt sich hier im Hinterhornbereich.

**Suprapatellarer Längsschnitt**

Im Longitudinalschnitt suprapatellar steht über der stark echoreichen Randkontur des Femurcondylus ein echoarmer längsgerichteter Streifen, der zum echoreichen Reflex der Patella hinzieht und als sonographisches Äquivalent der Quadrizepssehnen anzusehen ist. Wichtig erscheint die streng orthograde, echogene Darstellung der Quadrizepssehne sowie die Untersuchung in Längs- und Querschnitt unter Anspannung und Relaxation sowie in Kniebeugung und -streckung. Proximal der Sehne zeigen sich die typischen, von regelmäßigen echogenen Septen durchzogenen Strukturen des M. rectus und M. vastus intermedius.

In dieser Schnittebene können Veränderungen der Quadrizepssehne, kniegelenksnahe Einrisse des M. quadriceps sowie Vergrößerungen des oberen Recessus zur Darstellung kommen. Bei letzterem zeigt sich eine deutlich echoarme Struktur, die oberhalb der echoreichen Knochenrandzone scharf abgrenzbar ist und eine retrograde Schallverstärkung aufweist (Abb. 3).

Dynamisch läßt sich durch Druck auf das distale Knie eine Vergrößerung des Recessus erreichen (Abb. 4). Einblutungen oder fibrinhaltige Ergüsse sind durch Binnenechos gekennzeichnet, die bei einer vollständigen Koagulation dynamisch nicht mehr bewegt werden können. Bei einer reinen Verbreiterung ist der obere Recessus scharf abgegrenzt, bei Ruptur der Quadrizepssehne mit Einbruch in denselben ergibt sich eine echoarme Darstellung diffus in das Gewebe. Als besondere Möglichkeit ergibt sich die Darstellung auch von sehr kleinen Ergüssen, die durch Druck auf das distale Knie im oberen Recessus sichtbar werden. Im Einzelfall kann auch hier ein freier Gelenkkörper festgestellt werden (Abb. 5). Die Veränderungen an der Insertion der Quadrizepssehne lassen sich nur bei morphologischen Veränderungen mit Verquellungen

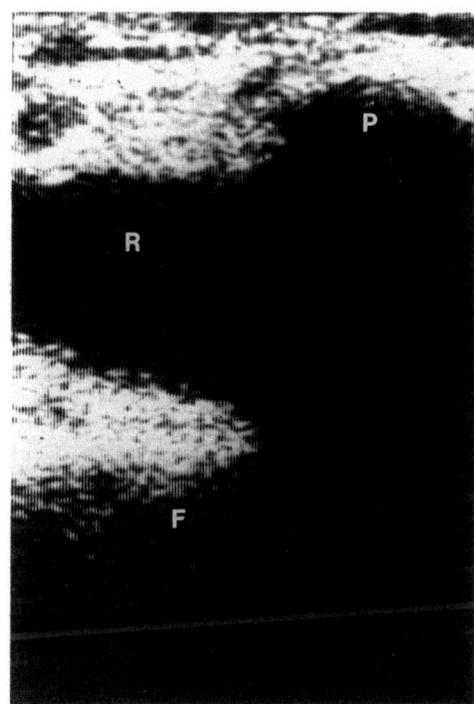

**Abb. 3.** Kniegelenkserguß (Longitudinalschnitt proximal der Patella). Über dem echodichten Bereich des Femurs und unterhalb des reflexreichen Bands der Quadrizepssehne deutlich erweiterte echoarme abgegrenzte Zone eines oberen Recessus bei massivem Kniegelenkserguß (*R* Recessus, *P* Patella, *F* Femur)

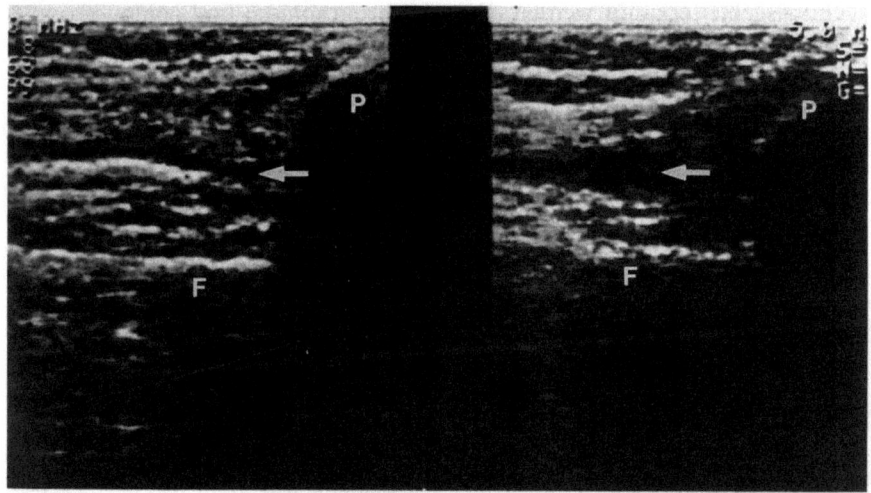

**Abb. 4.** Minimalerguß (Längsschnitt). Durch manuellen Druck von distal auf das Kniegelenk (*rechts*) Erweiterung des oberen Recessus bei minimalen klinisch nicht zu erfassendem Kniegelenkserguß (*P* Patella, *Pfeil* Recessus, *F* Femur)

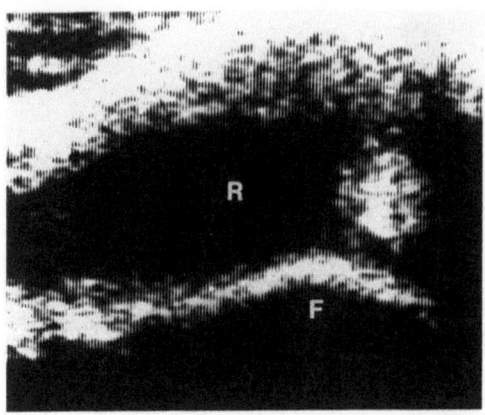

**Abb. 5.** Freier Gelenkkörper im oberen Recessus (suprapatellarer Längsschnitt). Im echofreien Raum des flüssigkeitsgefüllten oberen Recessus findet sich die rundliche, echodichte Scheibe eines chondralen, freien Gelenkkörpers (keine retrograde Schallauslöschung) (*R* Recessus, *F*, Femur)

und Verbreiterungen der Sehnen im Seitenvergleich darstellen. Schmerzhafte Beschwerden mit Veränderungen im mikroskopischen Bereich sind sonographisch nicht zu verifizieren. Gleiche Verhältnisse gelten für die Retinacula. Muskelverletzungen im Übergangsbereich können bis zu einer minimalen Größe von 2 mm axial und 4–5 mm lateral differenziert werden, ein Hämatom ab ca. 5 ml.

In suprapatellaren Längs- und insbesondere Querschnitten läßt sich entsprechend den Arbeiten von Helzel, Schindler und Gay die Knorpeldicke bestimmen, wobei eine Erweiterung nach distal durch Kniebeugung erreicht werden kann [5]. In der Mitte wurde eine Gelenkknorpeldicke von durchschnittlich 1,8 mm gemessen und Verminderungen im Sinne einer beginnenden Arthrose gedeutet (Abb. 6). Umschriebene Knorpeldefekte können im Untersuchungsgebiet erkannt werden. Diese arthrographisch und computertomographisch kontrollierten Befunde sind jedoch nur dann aussagekräftig, wenn nicht gleichzeitig ein Kniegelenkserguß vorliegt und der Schallkopf nicht gekippt wird.

## Suprapatellare Darstellung der Weichteile über der Kniescheibe

Die Veränderungen der Bursa suprapatellaris sind in der Regel auch klinisch gut erfaßbar. Im Sonogramm zeigt sich eine Bursitis als deutlich abgegrenzte, echoarme Zone, die bei Einblutungen echodichter wird.

## Infrapatellarer Längsschnitt

Von der echogenen Randstruktur der Kniescheibe aus kann das leicht echogene Band des Lig. patellae bis an seinen Ansatz an die Tuberositas tibiae verfolgt werden. Nur bei orthogradem Auftreffen der Schallwellen sind echogene Bandstrukturen darzustellen, während schräges Anschallen die Struktur

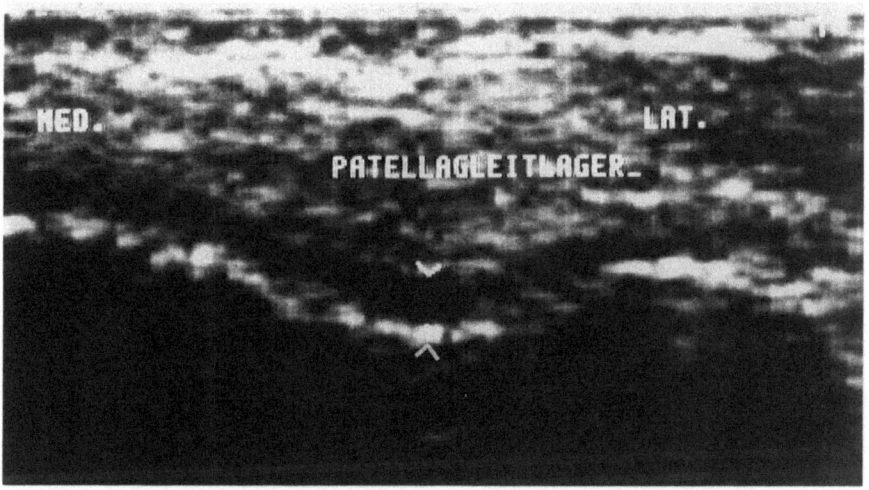

**Abb. 6.** Patellagleitlager (Transversalschnitt bei Kniebeugung). Nach Ausschluß eines Gelenkergusses kann bei orthograder Messung die Knorpeldicke bestimmt werden

echoarm erscheinen läßt. Unterhalb des proximalen Ansatzes ist der Hoffa-Fettkörper mit seinen regelmäßigen Echos zu finden. Bei maximaler Kniebeugung kann, entsprechend den Untersuchungen von Röhr bzw. von Behrend et al., von distal darunter, echoarm oder auch echoreich, das vordere Kreuzband bis unter die Kniescheibe verfolgt werden [1, 11].

Schmerzhafte Veränderungen am Lig. patellae und an der Patellaspitze treten häufig nach sportlichen Sprungbelastungen als sogenanntes „jumper's knee" auf. Sonographisch lassen sich Sehnenverquellungen als echoarme Verbreiterung derselben von paraligamentären Bursitiden (Abb. 7) abgrenzen. Unumgänglich ist, wie bei allen Sehnendarstellungen, eine streng kontrollierte orthogene Applikation des Schallkopfs. So können falsch-positive Befunde, hervorgerufen durch schräges Anschallen, vermieden werden [15]. Traumatische Veränderungen wie der Lig.-patellae-Abriß kommen, ähnlich wie bei der Achillessehne, durch Unterbrechung der Struktur mit Einblutung zur Darstellung. Man erkennt eine echoarme diffuse Verbreiterung der Gewebe (Abb. 8). Patellakontusionen oder Veränderungen im Sinne einer Sinding-Larsen-Krankheit können davon differenziert werden, bedürfen aber wie alle Befunde immer des sonographischen Vergleichs der Gegenseite. Veränderungen am distalen Ansatz des Lig. patellae im Sinne einer Osgood-Schlatter-Krankheit zeigen sich durch eine deutliche Fragmentierung im Bereich der Tibiaapophyse mit echoarmer Unterbrechung der sonst echoreich strukturierten Apophyse (Abb. 9). Traumatische Abrisse der Apophyse mit Einblutung lassen sich als größere echoarme Verbreiterung im Seitenvergleich aufzeigen.

Der Gesamtverlauf der Strukturen des vorderen Kreuzbands konnte in experimentellen Arbeiten von Röhr erst nach Entfernung der Patella gut dar-

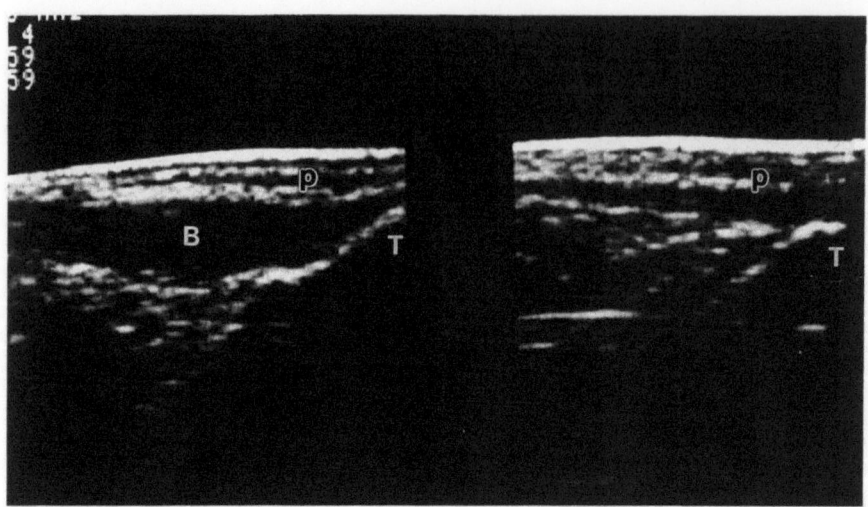

**Abb. 7.** Bursitis infrapatellaris (Längsschnitt im Seitenvergleich). Unter der längsgerichteten echogenen Struktur des Lig. patellae findet sich echoarm abgegrenzt eine erheblich erweiterte Bursa (*links*) mit Schallverstärkung an der Rückfläche (*T* Tibia, *B* Bursa, *P* Lig. patellae)

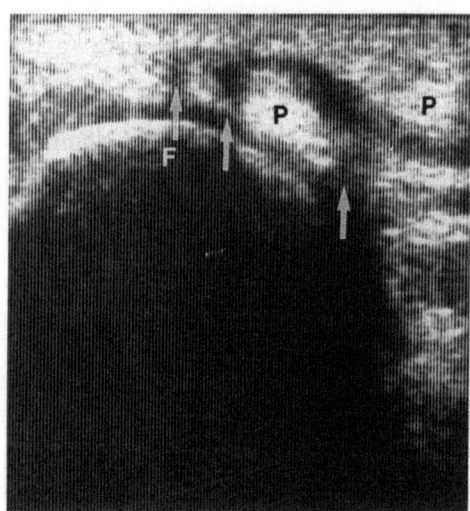

**Abb. 8.** Traumatische Ruptur des Lig. patellae (Longitudinalschnitt). Deutliche Unterbrechung und Verdichtung des Lig. patellae bis über das Femur (proximaler Rupturanteil) (*F* Femur, *P* Lig. patellae, *Pfeile* Rupturzonen)

# Kniegelenkssonographie

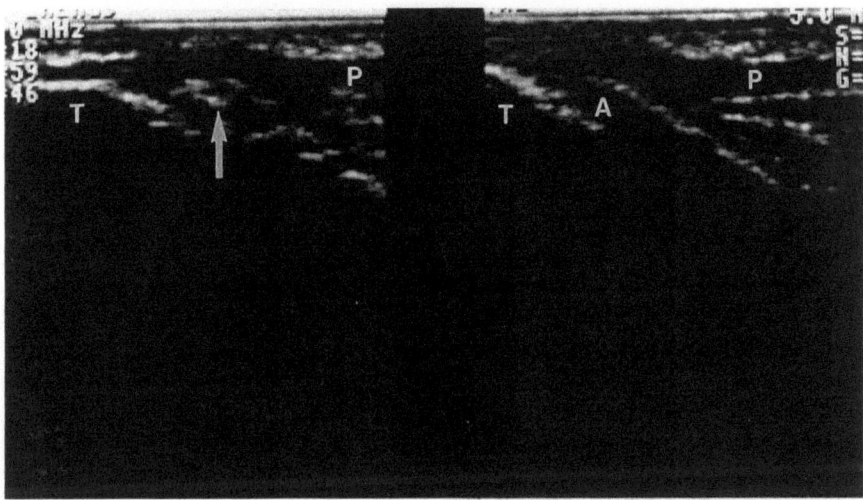

**Abb. 9.** Osgood – Schlatterkrankheit (Longitudinalschnitt im Seitenvergleich). Im Ansatz des Lig. patellae echoreiche Zone mit Schallauslösung (*Pfeil*) (*T* Tibia, *A* Apophyse, *P* Lig. patellae)

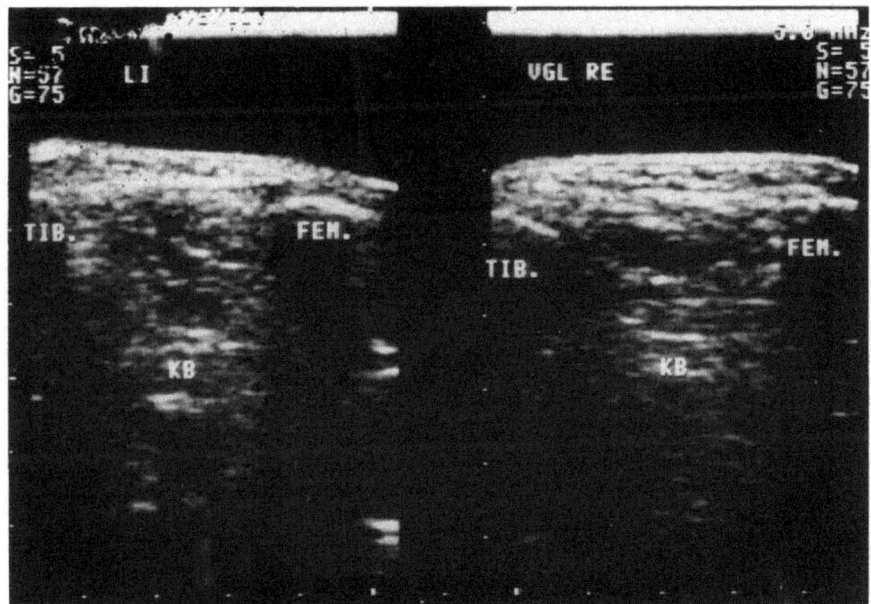

**Abb. 10.** Vorderes Kreuzband (Longitudinalschnitt in maximaler Kniebeugung). Bei Zustand nach Reinsertion des vorderen Kreuzbands, verbreiterte Darstellung (*links*) (*KB* Kreuzband, *TIB* Tibia, *FEM* Femur, *VGL* Vergleich rechts, *LI* links)

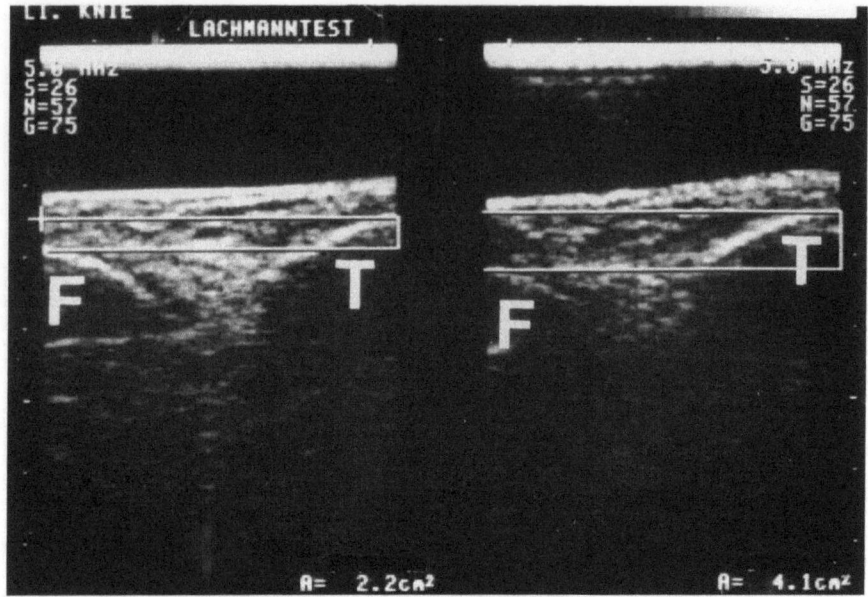

**Abb. 11.** Sonographischer Lachmann-Test (Längsschnitt). Ventralverlagerung der Tibia durch manuellen Zug (*rechts*) und Kontrolle im Sonogramm (*F* Femur, *T* Tibia, *A* Distanzstrecke der Ventralverlagerung)

gestellt werden [11]. Für die Darstellung am Patienten ist immer die Untersuchung in maximaler Kniebeugung erforderlich (Abb. 10). In der Praxis bleibt infolge der fehlenden sonographischen Differenzierung zwischen Kreuzband und synovialem Überzug sowie bei den häufigen, sonographisch nicht darstellbaren, interligamentären und proximalen Abrissen der Nachweis von Kreuzbandverletzungen auch nach unseren Erfahrungen weiterhin zweifelhaft. Eine über den klinischen Befund hinausgehende Beurteilung der Stabilität ist dagegen durch den sonographisch kontrollierten Lachmann-Test möglich [6, 16] (Abb. 11).

## Medialer und lateraler Längsschnitt

Über der echoreichen Darstellung des Femurkondylus und der medialen Tibiagelenkfläche können Kapsel und mediale Bandstrukturen aufgezeigt werden. Zwischen den echodichten knöchernen Randzonen zeigt sich dreieckig der Meniskus als Struktur mittlerer Echogenität. Die Meniskusdarstellung ist insbesondere hinter dem Innenband erschwert, da die Schallabsorption und -reflexionen des echodichten Bandes die tieferen Strukturen in einem relativen Schallschatten bestehen lassen. Verletzungen des medialen Bandapparats können durch Unterbrechung der Struktur sowie durch echoarme Darstellung der

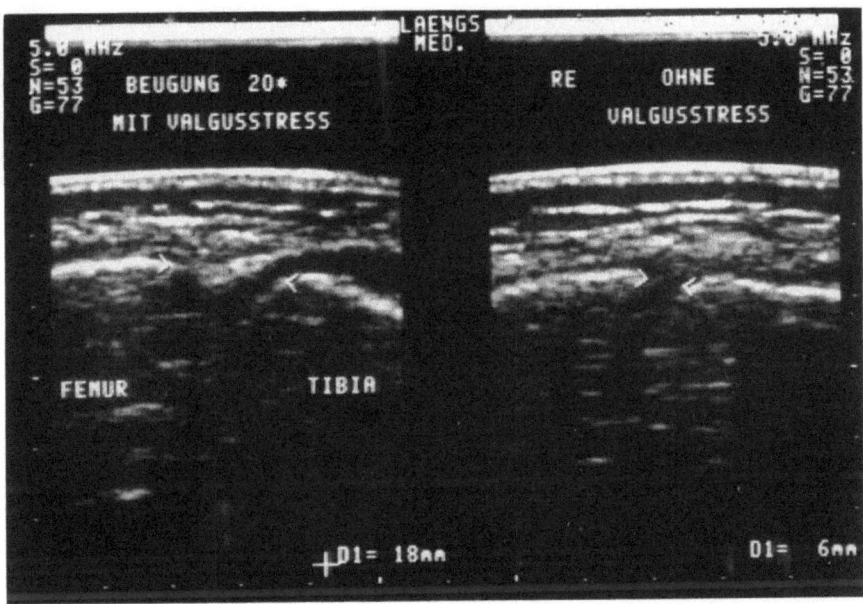

**Abb. 12.** Seitenbandinsuffizienz (medialer Längsschnitt mit Streß) ($D$ Gelenkspaltdistanz)

Einblutung befunden werden. Einblutungen und ödematöse Verquellungen können Rupturen vortäuschen, während fehlende Dehiszenzen erst dynamisch als Ruptur imponieren. Sicherer erscheint die Prüfung der Instabilität im Seitenvergleich, wie sie von Schricker, Hien und Wirth 1987 publiziert wurde [16] (Abb. 12).

Die sonographischen Untersuchungen und Befunde am lateralen Kniegelenk entsprechen denen des medialen Anteils.

## Meniskussonographie

Die Grenzen der radiologischen Diagnostik in der Erkennung von Meniskusverletzungen einerseits und der vergleichsweise invasiven Arthroskopie andererseits führten zur Anwendung der Sonographie in diesem Bereich. Untersuchungen, die von einer maximalen Treffsicherheit von 95% berichten [18, 19], aber auch davon differierende Werte veranlaßten uns, eine eigene Studie durchzuführen.

Bis vor kurzem war eine ausreichende Darstellung der Mensiken nur mit 7,5-MHz-Sektorapplikatoren möglich. In jüngster Zeit stehen hochauflösende 7,5-MHz-Linearschallköpfe zur Verfügung, die neben einer einfacheren Handhabung eine bessere und artefaktärmere Darstellung erlauben. Bei nicht ausreichender Adaptation des Schallkopfs am Kniegelenksspalt werden Plastik- oder Waservorlaufstrecken zu Hilfe genommen, die jedoch den Nachteil hoher Artefaktanfälligkeit haben.

Die sonographische Darstellung der Menisken erfolgt durch Längsschnitte [7, 19], die möglichst kontinuierlich von ventral nach dorsal geführt werden. Zur Darstellung der vorderen Meniskusanteile untersuchten wir am hängenden, 90° gebeugten Kniegelenk. Die Untersuchung der hinteren Abschnitte erfolgte in Bauchlage des Patienten bei leichtgebeugtem Knie.

Normalerweise stellt sich der Meniskus im Ultraschallbild als homogen kontrastiertes und relativ echoreiches Gewebe dar. Abhängig von Schallrichtung und Meniskusabschnitt bildet er sich dabei als vergleichsweise plumpes oder längliches Dreieck ab (Abb. 13). Der pathologisch veränderte, d. h. einen Riß aufweisende Meniskus läßt hingegen einen echoreichen Reflex erkennen, der gelegentlich von einem echoarmen Saum als Ausdruck des Eindringens von Synovialflüssigkeit begleitet wird. Der echoreiche Reflex sollte dabei im dynamischen Untersuchungsgang in mehreren, unmittelbar benachbarten Einstellungen erkennbar werden und unabhängig sein von sich an die Knochenoberfläche der Gelenkanteile projizierenden Echos (Abb. 14).

In einer größeren prospektiven, arthroskopisch kontrollierten Studie in der verschiedene Sektorscanner zur Anwendung kamen, fanden wir eine durchschnittliche Genauigkeit von 75,9% bei der Beurteilung der Menisken. Die Treffsicherheit der Darstellung von Mensikusläsionen mittels Sonographie liegt damit in dieser und anderen Studien [2, 3, 9] deutlich niedriger als die von Sohn [18] angegebenen 95%. In unserem Fall erklärt sich die niedrigere Trefferquote vielleicht durch den streng prospektiven Charakter der Untersuchung und das unselektionierte Krankengut, in dem sich Patienten mit einer rezidivierenden Patellaluxation, Chondromalazie oder Osteochondrosis dissecans verbargen. Ihr vergleichsweise hohes Durchschnittsalter kann als zusätzliche

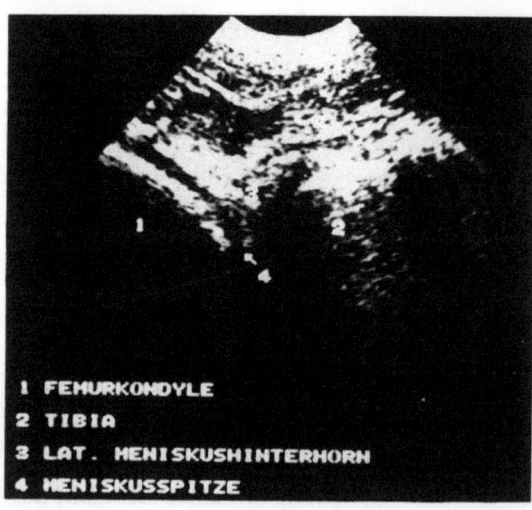

**Abb. 13.** Meniskussonogram (Longitudinalschnitt mit 7,5-MHz-Sektorsonde)

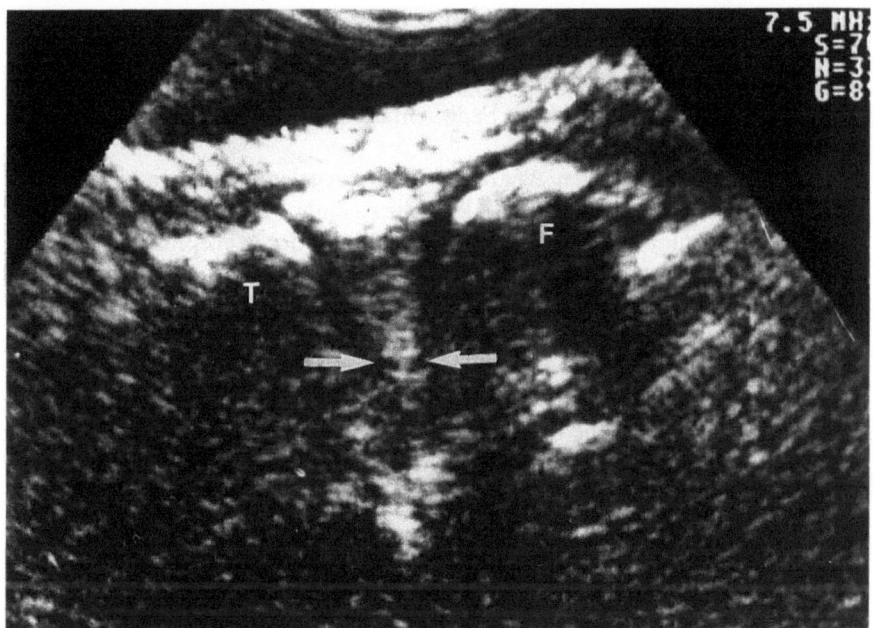

**Abb. 14.** Meniskuskorbhenkelriß (Longitudinalschnitt mit 7,5-MHz-Sektorsonde). Arthroskopisch gesicherter Korbhenkelriß im lateralen Meniskusvorderhorn (*F* Femur, *T* Tibia, *Pfeile* Rißzone)

Ursache für ein derartiges Ergebnis angesehen werden. Naturgemäß ist der Meniskus eines Jugendlichen oder junge Erwachsenen mit noch weitem Gelenkspalt sehr viel einfacher darzustellen als der eines älteren Patienten mit beginnenden arthrotischen Veränderungen. Insbesondere die Pars intermedia beider Menisken stellt hierbei eine Problemzone dar. Eine nicht unerhebliche Zahl von Menisken entzieht sich, trotz aller abstimmungstechnischen Anstrengungen, einer sauberen überlagerungsfreien und damit nach strengsten Maßstäben verwertbaren Darstellung. Technische Gründe scheinen hierfür ausschlaggebend zu sein. So sind erfahrungsgemäß längst nicht alle auf dem Markt befindlichen Sektorschallköpfe der Frequenz 7,5 MHz für die Meniskusdarstellung geeignet. Leider variieren jedoch auch vordergründig baugleiche Ausführungen eines Schallkopfs dergestalt, daß sich die Abbildung des Meniskus merklich schwieriger gestaltet. Aus naheliegenden Gründen sind genauere Angaben über Konstruktionsmerkmale von den Herstellern nicht zu erfahren, so daß Begründungen eher spekulativen Charakter annehmen müssen. Vorstellbar wären unterschiedlich ausfallende Fokuszonen oder aber eine größere Streuung der ausgsandten Frequenzen. Einen wesentlichen Faktor stellt darüberhinaus die Einflußnahme physikalisch bedingter Störgrößen dar. Gemeint ist das ausgeprägte Auftreten von Artefakten. Bekanntermaßen werden diese beim Vorliegen starker Reflektoren, z. B. Knochen, noch dazu an gekrümmten Oberflächen, vermehrt beobachtet. Dieses Phänomen gewinnt nach unserer Erfahrung umso mehr an Bedeutung, je weiter sich die Gelenkflächen von Tibia und Femur einander annähern, da sich dann an den Knochenkanten verstärkt physikalische Vorgänge wie Refraktion oder Reflexion abspielen. Auch die sog. künstliche Sedimentation ist in diesem Zusammenhang zu erwähnen.

Aufgrund der speziellen Anatomie des Kniegelenks ergeben sich weitere Faktoren unterschiedlicher Wichtigkeit, die zu einer Fehlinterpretation führen können, da sie zum einen eine exakte Darstellung des Meniskus beeinträchtigen und zum anderen Läsionen vortäuschen können. Im Vorderhornanteil besteht zumindest beim unerfahrenen Untersucher die Möglichkeit der Verwechslung mit dem Hoffa-Fettkörper, ebenso sind unter bestimmten Bedingungen ein rupturiertes vorderes Kreuzband oder eine Synovialitis geeignet, Fehldeutungen von Reflexen zu bewirken. Im mittleren Abschnitt sind ein enger Gelenkspalt und die überlagernden Seitenbänder in der Lage, die Darstellbarkeit herabzusetzen, im Hinterhornabschnitt stoßen die Schallköpfe beim Adipösen an die Grenze ihrer Leistungsfähigkeit. Der Popliteusschlitz mag ebenfalls Verwirrung stiften.

Die in variabler Tiefe und daher mit „Schallkeulenanteilen" zur Darstellung kommenden unterschiedlichen Meniskusabschnitte führen zwangsläufig zu einer Abbildbarkeit wechselnder Qualität, die im Hinterhornbereich nur durch die geringere knöcherne Überlagerung gemildert ist. Insgesamt fand sich

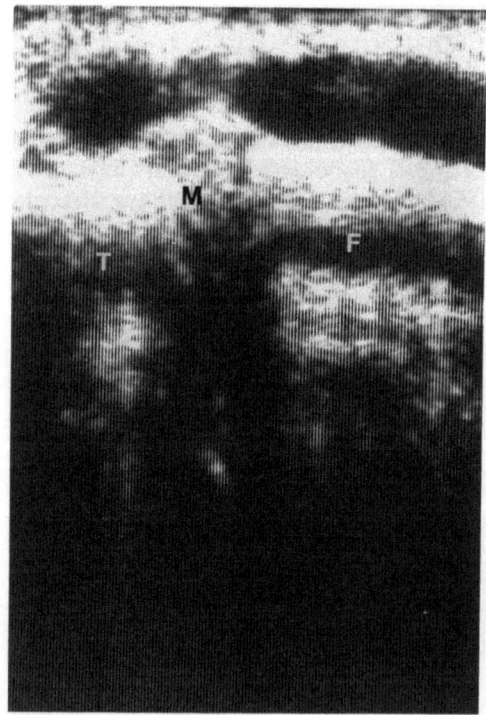

**Abb. 15.** Meniskusganglion (lateraler Längsschnitt). Scharf abgegrenzte echoarme Darstellung des Ganglions über dem Gelenkspalt; echoreiche Vorwölbung der degenerierten Meniskusbasis (*F* Femur, *T* Tibia, *M* Meniskus)

eine Häufung von Fehldiagnosen im Bereich der medialen Pars intermedia, dem Areal der sonographisch schwierigsten Meniskusdarstellung und häufigerer Meniskusverletzung. Eine z. Z. wesentliche Erweiterung der diagnostischen Möglichkeiten ergibt sich bei der Darstellung der Meniskusgaglien, die sich in der Regel echoarm, scharf abgegrenzt mit retrograder Schallverstärkung auf die Meniskusbasis zurückverfolgen lassen (Abb. 15).

**Stellenwert der Methode**

Die Sonographie erlaubt einen neuartigen diagnostischen Zugang in der Erkennung von Weichteilveränderungen am Kniegelenk. Bei fehlender Invasivität kann die Methode in einem vernünftigen Aufwand-Nutzen-Verhältnis betrieben werden, das apparative und finanzielle Aspekte miteinschließt, sie ist zusätzlich durch eine fehlende Strahlenbelastung gekennzeichnet. Es bleibt jedoch festzustellen, daß die Methode zur Zeit aufgrund technischer und physikalischer Einflüsse für die Meniskusdiagnostik nicht als ausgereift anzusehen ist und der Arthroskopie bisher keineswegs den Rang streitig machen kann. Inwieweit die Sonographie in Spannungsfeld Arthroskopie / Magnetresonanztomographie / Sonographie ihren Platz wird ausbauen können, bleibt der zukünftigen technischen Entwicklung vorbehalten.

# Literatur

1. Dragonat P, Claussen C (1980) Sonographische Meniscusdarstellungen. ROFO 133:185–187
2. Behrend R, Hinzmann J, Heise V (1988) Sonographische Darstellung von Kreuzbändern und deren Läsionen. Orthop Prax 24:459–462
3. Kefenbaum A, Mellerowicz H, Schulze C (1988) Wertigkeit der sonographischen Untersuchung bei Diagnosesicherung von Meniscusläsionen – eine prospektive Studie an 200 Patienten. (Vortrag 38. Jahrestagung nordwestdeutscher Orthopäden Bochum 1988)
4. Fornge BD, Rifkin MD, Touche DH, Segal PH (1984) Sonography of the patellar tendon. Preleminary observations. AJR 143:179–182
5. Helzel MV, Schindler G, Gay B (1987) Sonographische Messung der Gelenkknorpeldicke über den tragenden Femurkondylenanteilen. In: Stuhler T, Feige A (Hrsg) Ultraschalldiagnostik des Bewegungsapparates. Springer, Berlin Heidelberg New York Tokyo, S 296–281
6. Hien NM, Wirth CJ (1985) Diagnostik akuter und chronischer Kniegelenksverletzungen. Sporttraumatologie 1:3–6
7. Hien NM, Röhr E, Sohn C (1988) Kniegelenkssonographie. In: Graf R, Schuler P (Hrsg) Sonographie am Stütz- und Bewegungsapparat bei Erwachsenen und Kindern. Weinheim, VCH-Verlag, S 217–260
8. Kramps HA, Lenschow E (1979) Einsatzmöglichkeiten der Ultraschalldiagnostik am Bewegungsapparat. Z Orthop 117:355–364
9. Malzer V, Kienapfel H, Schuler P (1988) Möglichkeiten und Grenzen der sonographischen Darstellung des Meniskus und angrenzender Strukturen am Kniegelenk. Ultraschall 3:141–145

10. Meire HB, Lindsay DJ, Swinson DR, Hamilton EBD (1974) Comparison of ultrasound and positiv contrast arthrography in the diagnosis of popliteal calf swelling. Ann Rheum Dis 33:221–225
11. Röhr E Kniegelenkssonographie. Thieme, Stuttgart
12. Roth P, Mellerowicz H, Halbhübner K (1987) Die Sonographie des Kniegelenkes. (Vortrag 37. Jahrestagung nordwestdeutscher Orthopäden Göttingen)
13. Sattler H, Gerhold H (1984) Die Arthrosonographie – ein neues zusätzliches bildgebendes Verfahren in der Erfassung von Erkrankungen des Kniegelenkes. Z Rheumatol 43:160–166
14. Sattler H (1987) Sonographie der Gelenke. In: Braun B, Günther R, Schwerk WB (Hrsg) Ultraschalldiagnostik 5. ecomed, Landsberg
15. Sattler H, Harland V (1988) Arthrosonographie. Springer, Berlin Heidelberg New York Tokyo
16. Schricker T, Hien NM, Wirth CJ (1987) Klinische Ergebnisse sonographischer Funktionsuntersuchungen bei Kapselbandläsionen am Knie- und Sprunggelenk. Ultraschall 8:27–31
17. Seltzer SE, Freiberg HJ, Weissmann BN (1979) Arthosonography grey scale ultrasound evaluation of the shoulder. Radiology 132:467–468
18. Sohn C, Gerngroß H, Bähren W, Sobodnik W (1987) Sonographie des Meniskus und seiner Läsionen. Ultraschall 8:32–36
19. Sohn C, Casser HR (1988) Meniskussonographie. Springer, Berlin Heidelberg New York Tokyo
20. Wiesen R, Rossak K (1986) Ultrasonographie in der Orthopädie bei Weichteilerkrankungen Weichteilverletzungen. Med Orthop Techn 106:42–47

# Sonographie bei Außenbandrupturen am oberen Sprunggelenk

R. ERNST, M. KEMEN, R. GRITZAN, A. WEBER

Das Supinationstrauma des oberen Sprunggelenks ist in der täglichen Praxis eine häufig auftretende Verletzung. Verletzungen des oberen Sprunggelenks finden sich bei 15–20% der Sportunfälle. Die Ballsportarten (Fußball, Handball, Volleyball, Basketball) weisen die höchste Verletzungsrate auf [6, 14]. Bei anamnestisch adäquatem Trauma führt die klinische Untersuchung meist zur richtigen Diagnose. Auf Hämatombildung vor der Spitze des Außenknöchels, lokalen Druckschmerz und auf die Instabilität des oberen Sprunggelenks wird besonders geachtet. Durch Röntgenaufnahmen in zwei Ebenen weren Knochenverletzungen ausgeschlossen. Zur Objektivierung und Dokumentation der Bandruptur haben sich „gehaltene Röntgenaufnahmen" durchgesetzt. In einem Halteapparat werden bei standardisierter Belastung der Bänder Röntgenaufnahme im a. p.- und seitlichen Strahlengang angefertigt. In unserer Klinik verwenden wir routinemäßig den Halteapparat nach Scheuba [4]. Seit Anfang 1987 haben wir untersucht, ob auch mit Hilfe der Sonographie die Stabilität des Außenbandapparats des oberen Sprunggelenks exakt geprüft werden kann.

## Methode

Die sichere und direkte Darstellung der Bandstrukturen selbst ist mit den heute zur Verfügung stehenden Ultraschallgeräten noch nicht gelungen. Auch eigene Versuche mit uns zur Verfügung stehenden Geräte sind diesbezüglich fehlgeschlagen. Wir haben deshalb unsere eigene Methode zur Überprüfung der Stabilität des Außenbandapparats entwickelt.

Zunächst wurde die neue Untersuchungsmethode in einer Pilotstudie an gesunden Probanden und bei Patienten mit klinisch und radiologisch eindeutigen und ausgedehnten Verletzungen überprüft. Anschließend führten wir eine prospektive Studie durch. Es wurden nur Patienten aufgenommen, deren Sonographiebefunde anhand des intraoperativen Befundes kontrolliert werden konnten. 37 Patienten mit frischen Außenbandrupturen und 5 Patienten mit chronischen Bandinstabilitäten im Durchschnittsalter von 21 Jahren wurden in diese klinische Studie aufgenommen.

In einer weitere Studie an 15 Probanden mit bekannter Instabilität des Außenbandapparats eines oberen Sprunggelenks nach früher erlittenem Trauma wurden gehaltene Röntgenaufnahmen und Sonographie unter Verwendung des Halteapparats nach Scheuba [3] direkt miteinander verglichen (Kemen [8]).

## Durchführung der Sonographienuntersuchung

Die sonographische Untersuchung des Sprunggelenks wird von dorsal ausgeführt. Der Patient liegt bequem in Bauchlage auf der Untersuchungsliege, so daß die Sprunggelenke frei beweglich über den Rand der Untersuchungsliege

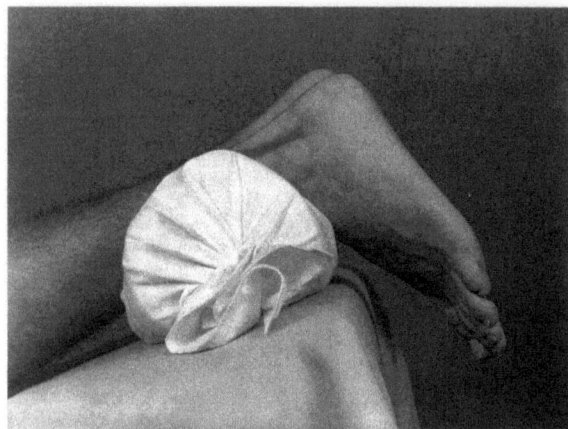

**Abb. 1.** Lagerung des Verletzten zur Untersuchung (Seitenansicht)

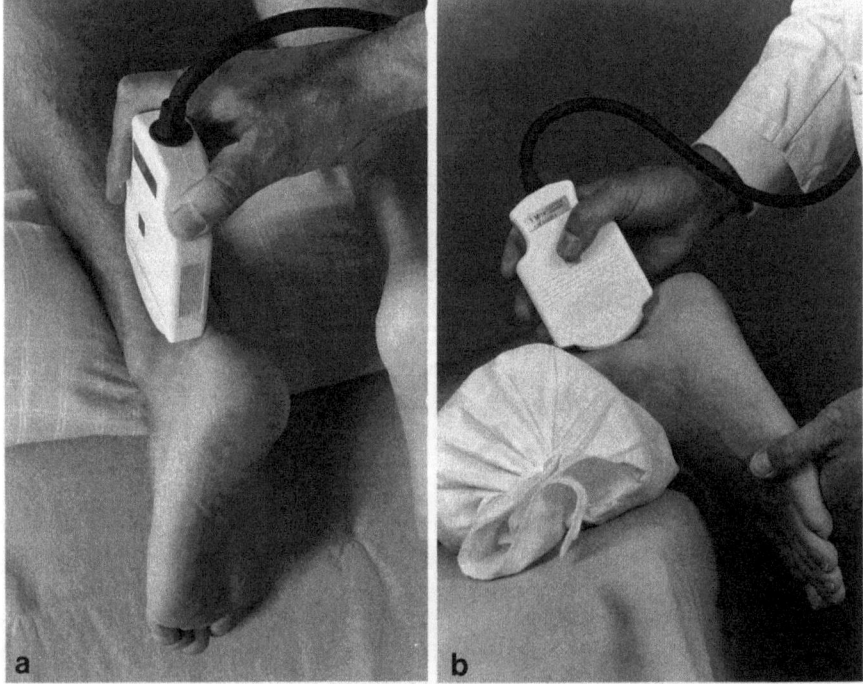

**Abb. 2a, b.** Ausgangsposition für die Ultraschalluntersuchung. **a** Ansicht von hinten, **b** Seitenansicht

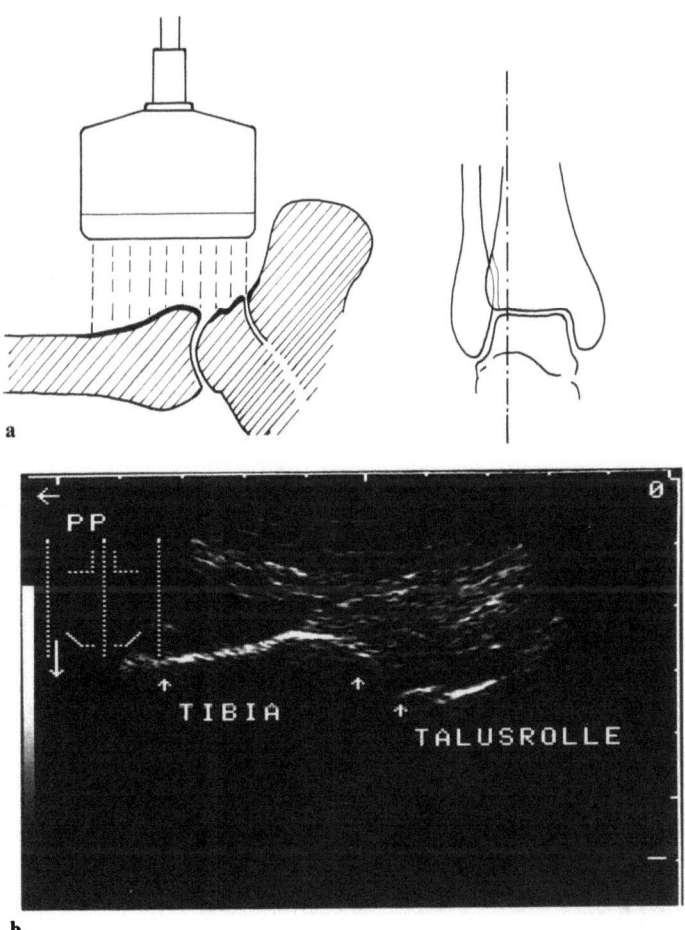

**Abb. 3a, b.** Schematische Darstellung und Ultraschallbild der Ausgangsposition für die Ultraschalluntersuchung. **a** Schema des sagittalen Längsschnitts durch das obere Sprunggelenk, **b** Ultraschallbild der Ausgangsposition. Bei korrekter Einstellung zeigt sich die markante Kontur der Tibiahinterkante und der hinteren Begrenzung der Talusrolle im Ultraschallbild. Die Knochenstrukturen müssen klar abgebildet sein (*Pfeile* Talusrolle und Tibiahinterkante)

hängen (Abb. 1). Durch Anheben des Rands der Liege und/oder Unterlegen einer Rolle unter die Unterschenkel erreicht man eine leichte Beugestellung der Kniegelenke und Entspannung der Wadenmuskulatur. Das Sprunggelenk nimmt automatisch eine ca. 90°-Stellung ein. Der Schallkopf wird senkrecht zur Unterschenkelrückseite und in Längsachse des Unterschenkels gehalten (Abb. 2). Über der Fibula wird der Schallkopf aufgesetzt und dann nach medial geführt, bis das markante Reflexmuster der Tibiahinterkante und der dorsalen Begrenzung der Talusrolle klar abgebildet ist (Abb. 3). Die Achillessehne verhindert ein zu starkes Abweichen des Schallkopfs nach medial. Die schematische Darstellung der so fest definierten Untersuchungsschnittebene zeigt, daß aus derselben Ausgangsposition heraus sowohl eine Beurteilung des Talusvorschubs als auch der Taluskippung möglich ist (Abb. 4).

Der Abstand zwischen Tibiahinterkante und dorsaler Begrenzung der Talusrolle wird zunächst ohne Belastung ausgemessen. Durch entsprechende Handgriffe wird dann unter Real-time-Bedingungen vorsichtig die Stabilitätsprüfung vorgenommen (Abb. 5). Der maximale Bewegungsausschlag wird im Ultraschallbild „eingefroren" und ausgemessen (Abb. 6). Die Differenz der Abstandsmessungen mit und ohne Belastung ergibt das Maß für die Instabilität. Anwendung stärkerer Gewalt muß streng vermieden werden, da dadurch hervorgerufene Schmerzen sofort ein Gegenspannen provozieren und so das Untersuchungsergebnis verfälscht wird. Der Patient muß aufgefordert werden, die Muskulatur zu entspannen, Ablenkung ist hilfreich. Wenn die Prüfung wiederholt durchgeführt wird, ist das „Anschlagen" oder Stoppen des Bewegungsablaufs bei noch intaktem Band sehr gut von willkürlichem Anspannen

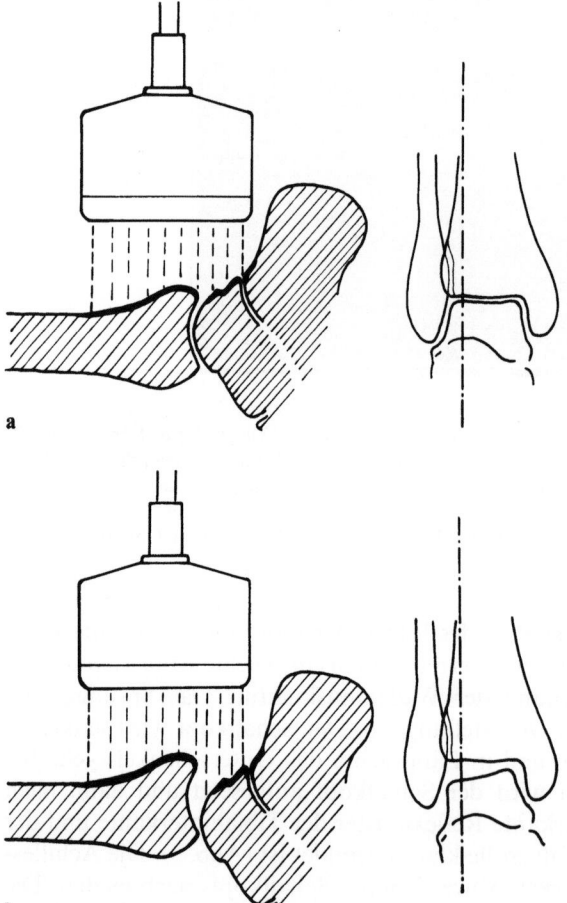

**Abb. 4a, b.** Schematische Darstellung des Talusvorschubs und der Taluskippung im sagittalen und frontalen Längsschnitt durch das obere Sprunggelenk. **a** Untersuchungsschnittebene in schematischer Darstellung. **b** Untersuchungsschnittebene erlaubt aus der Ausgangsposition sowohl eine Kontrolle des Talusvorschubs als auch der Taluskippung

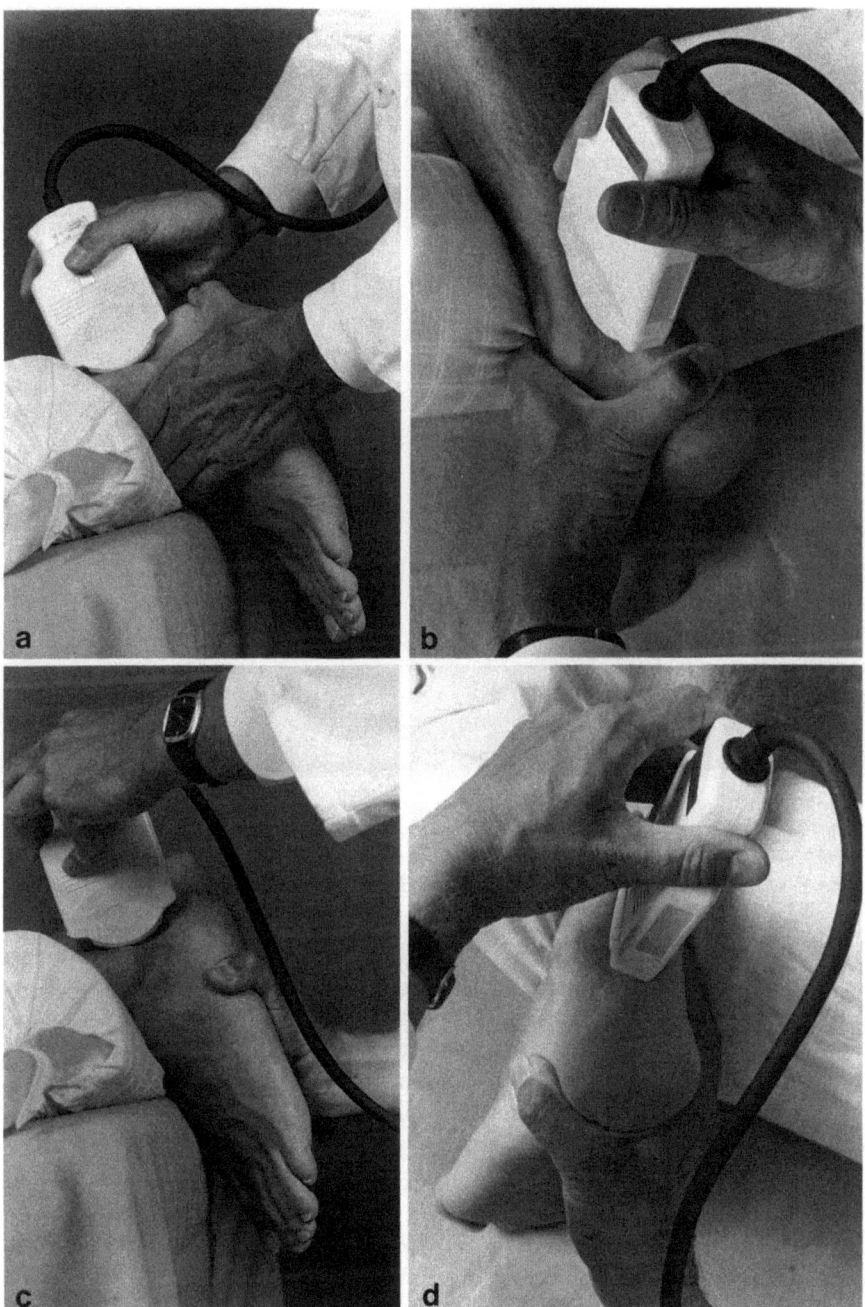

**Abb. 5a–d.** Handgriffe zur Bandprüfung: Der Untersucher fixiert mit einer Hand den Schallkopf in der definierten Untersuchungsschnittebene. **a** Talusvorschub: die Langfinger der anderen Hand stabilisieren die Tibia, der Daumen löst den Talusvorschub durch Druck auf den Kalkaneus aus (Zangengriff), **b** Prüfung des Talusvorschubs von dorsal gesehen, **c** Taluskippung: die andere Hand umfaßt die Ferse. Die Langfinger stützen sich am Innenknöchel bei der Stabilitätsprüfung ab, **d** Ansicht von dorsal bei der Prüfung der Taluskippung

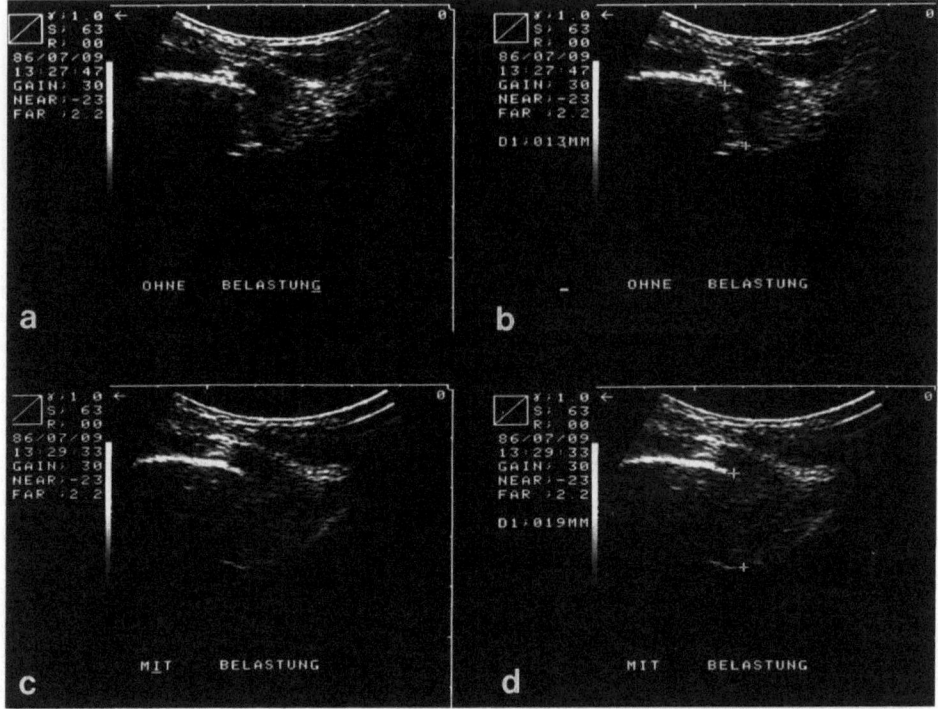

**Abb. 6.** Stabilitätsprüfung. Ausgangsposition und Abstandsmessung zwischen Tibiahinterkante und hinterer Begrenzung der Talusrolle (**a** und **b**). Durchführung der Belastung (Handgriffe) unter Real-time-Bedingungen mit Beobachtung des Auseinanderweichens der Meßpunkte, „Einfrieren" und Ausmessen des größten Abstands (**c** und **d**)

bei Schmerzen zu unterscheiden. Eine standardisierte Belastung ist nicht erforderlich. Das nicht verletzte Sprunggelenk der Gegenseite wird immer mituntersucht. Die Befunde werden dokumentiert, wobei wichtig ist, daß Abstandsmessungen enthalten sind (Abb. 7). Es muß zu erkennen sein, daß die definierte Untersuchungsschnittebene eingehalten worden ist.

Ein 5-MHz-Real-time-Scanner mit konvexer Oberfläche hat sich bei unserer Untersuchung sehr bewährt. Bei fehlender Schwellung und sehr dünnen Weichteilen kann eine Wasservorlaufstrecke hilfreich sein, sie ist jedoch nicht erforderlich bei frischen Verletzungen mit Hämatomen, die eine gute Schallankoppelung bewirken. Besondere sonographisch-apparative Ausstattungen sind nicht notwendig, da es bei der Stabilitätsprüfung nur auf eine klare, scharfe Abbildung der Knochenstrukturen ankommt, die mit jedem Sonographiegerät gelingt. Fußschalter zum Einschalten des Geräts auf Real-time-Betrieb und „Einfrieren" des Bilds sollten vorhanden sein, wenn die Untersuchung von einem einzigen Untersucher durchgeführt wird.

Bis auf seltene Ausnahmen konnte ein Untersucher ohne weitere Hilfspersonen die Stabilitätsprüfung durchführen, bei einer Untersuchungsdauer bis zu ca. 15 min. pro Patient.

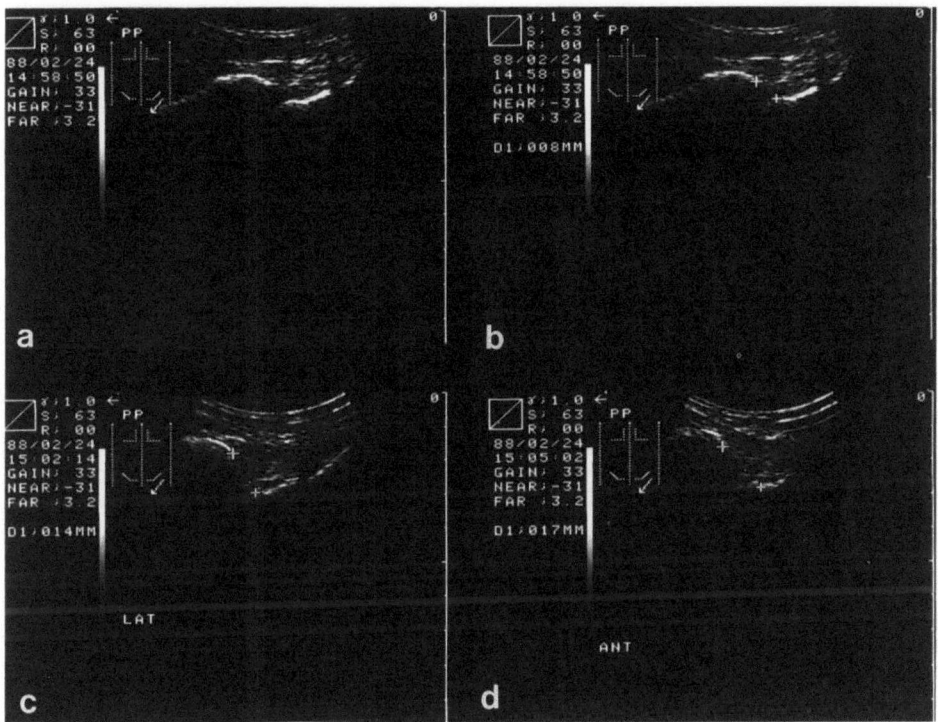

Abb. 7. Dokumentation einer Sonographieuntersuchung. Aufnahme der Standarduntersuchungsposition (**a, b**). Prüfung des Talusvorschub (**d**) und der Taluskippung (**c**)

Wir hatten in unserer Pilotstudie den Eindruck gewonnen, daß die Taluskippung durchaus als Maß für die Verletzung des Lig. fibulo calcaneare herangezogen werden kann. Deswegen wurde in der Auswertung der prospektiven Studie diese Frage weiter verfolgt.

## Untersuchungsergebnisse

### Prospektive Studie bei operierten Patienten

Die Operationsbefunde sind in Tabelle 1 aufgelistet. Drei qualifizierte Operateure sind für die exakte Dokumentation der OP-Befunde verantwortlich. Die Sonographiebefunde wurden präoperativ ausschließlich von den Autoren erhoben. Bei 40 Patienten war das Lig. fibulotalare anterius vollständig, bei 2 Patienten teilrupturiert. 23 Patienten hatten eine komplette Ruptur des Lig. fibulocalcaneare, 18 Patienten eine Teilruptur. 3 Patienten hatten eine Teilruptur des Lig. fibulotalare posterius.

**Tabelle 1.** Operationsbefunde

|  | Ruptur | Teilruptur | keine Ruptur |
|---|---|---|---|
| Lig. fibulo talare anterius | 40 | 2 | 0 |
| Lig. fibulo calcaneare | 23 | 18 | 1 |
| Lig. fibulo talare posterius |  | 3 | 39 |

Als pathologischen Befund und Beweis für eine Bandverletzung fanden wir bei der Ultraschalluntersuchung einen Talusvorschub von 6 mm und mehr sowie eine Taluskippung von 6 mm und mehr. Die nicht verletzte Gegenseite darf dabei keine Instabilität mit Bewegungsausschlag über 3 mm aufweisen. Zeigt die nicht verletzte Gegenseite einen Bewegungsausschlag über 3 mm, so muß die Differenz zur verletzten Seite mindestens 3 mm betragen.

Bei der Ruptur der Lig. fibulotalare anterius ohne Berücksichtigung des möglichen zusätzlichen Verletzungsmusters fanden wir einen Durchschnittswert für den Talusvorschub von $7,3 \pm 1,2$ mm (Durchschnittswert mit Standardabweichung). Bei der Ruptur des Lig fibulocalcaneare ohne Berücksichtigung des möglichen weiteren Verletzungsmusters ergab sich für die Taluskippung ein Durchschnittswert von $6,2 \pm 1,0$ mm (Durchschnittswert mit Standardabweichung). Bei kompletter Ruptur des Lig. fibulotalare anterius und Teilruptur des Lig. fibulocalcaneare fanden wir eine Taluskippung von $3,5 \pm 1,0$ mm (Durchschnittswert mit Standardabweichung).

Wenn der Talusvorschub nur als Maß für die Verletzung des Lig. fibulotalare anterius und die Taluskippung nur als Maß für die Verletzung des Lig. fibulo calcaneare herangezogen wird, so ergibt sich folgende diagnostische Treffsicherheit durch die Sonographie (Tabelle 2):

**Tabelle 2.** Diagnosesicherung durch Sonographie

|  | Ruptur | Teilruptur | keine Ruptur | Sensitivität |
|---|---|---|---|---|
| Lig. fibulo talare anterius | 40/40 | 0/2 | 0/0 | 40/42=0,95 |
| Lig. fibulo calcaneare | 20/23 | 12/18 | 0/1 | 32/42=0,76 |
| Lig. fibulo talare posterius |  | 3 | 39 |  |

Alle Rupturen des Lig. fibulotalare anterius wurden richtig diagnostiziert. Die beiden Teilrupturen wurden falsch als komplette Rupturen gedeutet. Eine deutliche Überdehnung und Gelenkkapselruptur im ersten und eine komplette Ruptur des Lig fibulocalcaneare im zweiten Fall mit entsprechender Instabilität müssen als Ursache der Fehldeutungen angesehen werden.

Komplette Rupturen des Lig. fibulocalcaneare haben wir 3mal als Teilrupturen fehlinterpretiert. Teilrupturen wurden 4mal als komplette Rupturen und 2mal als ohne Ruptur fehlgedeutet.

Für unsere Methode ergibt sich daraus rechnerisch eine Sensitivität von 0,95 für die Beurteilung der Verletzung des Lig. fibulotalare anterius. Die Taluskippung für die Beurteilung der Verletzung des Lig. fibulocalcaneare nach unserer Methode hat eine Sensitivität von 0,76.

Im Vergleich zur Sonographie enttäuschten uns die gehaltenen Röntgenaufnahmen bei der Beurteilung der frischen Bandverletzungen. Bei 14 unserer Patienten führten sie trotz exakter Ausführung nicht zur richtigen Diagnose, und die Indikation zur Operation wurde aufgrund des klinischen Befundes gestellt. Im Studienplan der prospektiven Studie der operierten Patienten war ursprünglich ein Wertevergleich zwischen gehaltenen Röntgenaufnahmen und Sonographiebefunden vorgesehen. Unsere schlechten Erfahrungen mit der Auswertung der gehaltenen Röntgenaufnahmen lassen uns jedoch die Aussagekraft dieses Wertevergleichs sehr fragwürdig erscheinen, so daß auf Einzelheiten nicht eingegangen wird.

Nach Abschluß der präoperativen Diagnostik wurden die Patienten nach Schmerzen bei der Durchführung der Diagnostik befragt. Sie bestätigten, daß die Ultraschalluntersuchung wesentlich weniger schmerzhaft gewesen sei als die gehaltene Röntgenaufnahme.

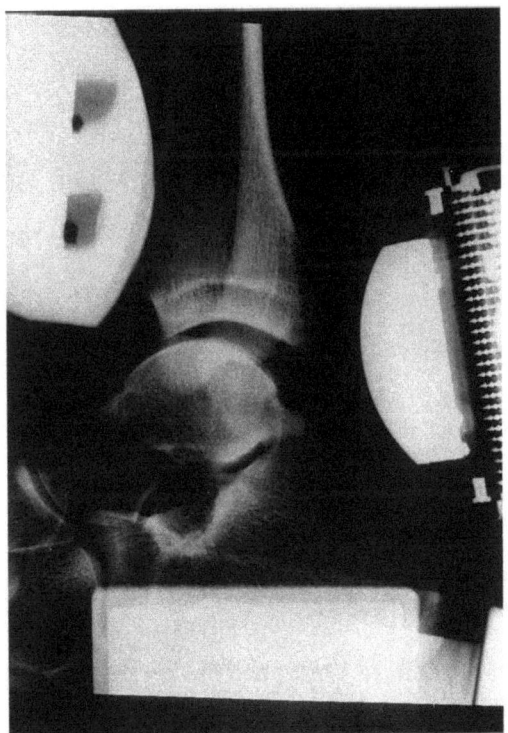

**Abb. 8.** Röntgenbild bei simultaner Durchführung der Ultraschalluntersuchung und der gehaltenen Röntgenaufnahme: Man erkennt den Schallkopf dorsal über dem Gelenkspalt des oberen Sprunggelenks. So wird das Klaffen des Gelenkspalts und der Talusvorschub sonographisch beobachtet

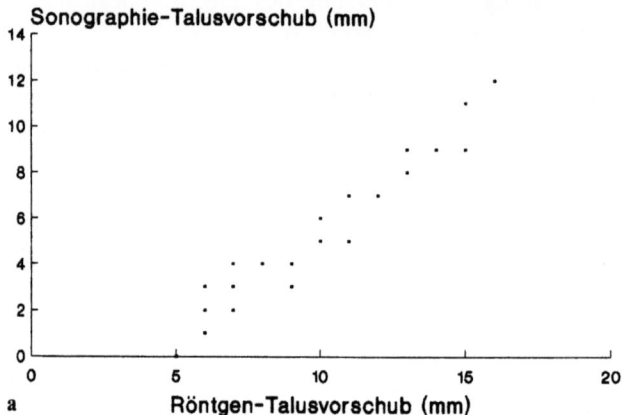

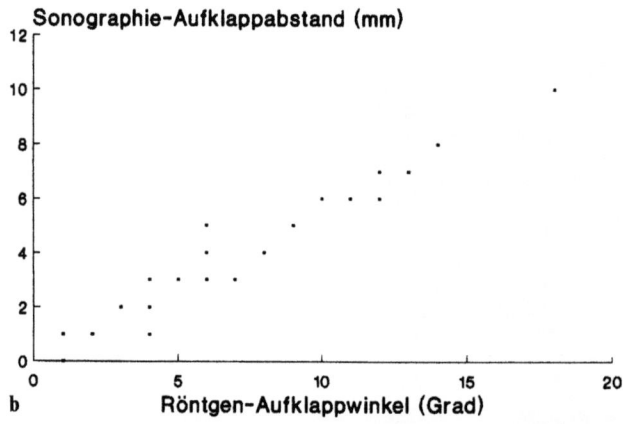

**Abb. 9a, b.** Meßdiagramme der vergleichenden Untersuchung von Sonographie und gehaltenen Röntgenaufnahmen bei Probanden mit chronischer Bandinstabilität und stabilem Bandapparat des oberen Sprunggelenks. Der Sonographie- und Röntgenbefund korrelieren signifikant (p < 0,001) (Nach Kemen [im Druck] [8])

## Vergleich zwischen Sonographiebefund und gehaltenen Röntgenaufnahmen bei Verwendung des Halteapparats nach Scheuba

Aufnahmekriterium der Studie war für die 15 Probanden die bekannte chronische Instabilität des Außenbandapparats eines Sprunggelenks. Unter der laufenden Ultraschallkontrolle erfolgte die Belastung der Gelenke mit 20 kp.

Bei der Prüfung des Talusvorschubs wurden Röntgenaufnahmen und Ultraschallmessungen simultan durchgeführt (Abb. 8). Bei Prüfung der Taluskippung mußte der Schallkopf nach der Sonographiekontrolle entfernt werden, so daß die gehaltene Röntgenaufnahme unmittelbar danach aufgenommen wurde. Als pathologische Werte der gehaltenen Röntgenaufnahmen wurden ein Talusvorschub von über 11 mm und eine seitliche Aufklappbarkeit von über 10° (Definition A) oder 5 mm mehr Talusvorschub oder 5° mehr Taluskippung als auf der Gegenseite (Definition B) angenommen.

Wurde die Röntgenaufnahme als Vergleichsstandard herangezogen, so ergab sich nach Definition A eine Sensitivität von 0,93 und eine Spezifität von 0,93 für unsere Ultraschallmethode. Nach Definition B fand sich eine Sensitivität von 0,93 und eine Spezifität von 0,83. Der Rank-Korrelations-Koeffizient betrug für den Wertevergleich 0,937 bzw. 0,954 ($p < 0,001$). Abbildung 9 zeigt die entsprechenden Meßwerte.

Die Probanden (in der Regel Kollegen und Studenten der Medizin) wurden nach der Untersuchung bezüglich Schmerzen befragt. Übereinstimmend gaben sie an, daß sie die Untersuchung im Haltegerät unter derartigen Bedingungen für Patienten mit frischen Traumen nicht zumutbar fanden.

**Klinischer Stellenwert der Methode**

Die Ultraschalluntersuchung beim Supinationstrauma des oberen Sprunggelenks sollte nicht allein zur Überprüfung der Stabilität des Außenbandapparats dienen, die Oberfläche von Knochen- und Gelenkflächen sollte überprüft werden, ebenso die Ausdehnung der Hämatome und des Hämarthros. Soweit einsehbar können so wichtige Hinweise für zusätzliche Verletzungen, die evtl. neben der Bandruptur vorhanden sind, gewonnen werden. Die nicht verletzte Gegenseite sollte stets mituntersucht und zum Vergleich herangezogen werden.

Die Aussage unserer Methode ist mit einer Sensitivität von 0,95 für das Ausmaß der Verletzung des Lig. fibulotalare anterius sehr sicher. Die Taluskippung nach unserer Methode ergibt eine relativ gute Aussage (Sensitivität: 0,76 für das Verletzungsmuster des Liga. fibulocalcaneare). Wir hatten uns stets bemüht, die Taluskippung streng seitlich zu überprüfen und nicht den gesamten Vorfuß zu supinieren. Trotzdem bleibt die Beurteilung der Taluskippung problematisch. Bei der Ruptur des Lig. fibulotalare anterius kann eine Subluxation des Talus nach vorne eintreten. In dieser Stellung erschlafft das Lig. fibulocalcaneare. Die Erschlaffung des Lig. fibulocalcaneare allein läßt bereits eine vermehrte Taluskippung zu. Auch die Beurteilung der gehaltenen Röntgenaufnahmen ist aus diesem Grund problematisch. Untersuchungen haben gezeigt, daß anhand der gehaltenen Röntgenaufnahmen aus Taluskippung und Talusvorschub offensichtlich nicht auf das vorliegende Verletzungsmuster des Bandapparats geschlossen werden kann [4]. Bei unserer Methode hingegen ist dies mit Einschränkung möglich. Die Fehlerquote ist durch dieses Phänomen erklärt.

Bereits früher durchgeführte Ultraschalluntersuchungen anderer Autoren haben gezeigt, daß eine Funktionsdiagnostik des Außenbandapparats des oberen Sprunggelenks möglich ist [16]. Die dort beschriebene Methode und die Schallkopfpositionen erwiesen sich in der täglichen Praxis, besonders aber bei der Bandprüfung, als umständlich, so daß wir unsere eigene Methode entwickelt haben.

Diese Methode, die wir oben in ihrem jetzigen Entwicklungsstand dargelegt haben, orientiert sich an den gehaltenen Röntgenaufnahmen. Das erleichtert die Einarbeitung weiterer Mitarbeitet in die Untersuchungstechnik sehr, da die Kontur von Tibiahinterkante und Talusrolle von gehaltenen Röntgenaufnahmen gut bekannt sind. So muß in der Einarbeitungsphase von der gehaltenen Röntgenaufnahme auf die Sonographie kaum „umgedacht" werden. Das Aufklappen und Klaffen des Gelenkspalts kann sehr gut beobachtet werden. Eine Plantarflexion im oberen Sprunggelenk bringt die Talusrolle unter der Tibiahinterkante zum Verschwinden. Bei der oben erwähnten früheren Methode wird das Vortreten der Talusrolle vor die Tibiavorderkante ausgemessen. Dieses Vortreten kann nicht sicher gegen eine Plantarflexion abgegrenzt werden, die bekanntlich einen Talusvorschub vortäuschen kann. Auch waren Änderungen der Schallkopfposition und der Patientenlagerung für die Prüfung der einzelnen Bänder notwendig. Das ist bei unserer Methode nicht erforderlich.

Bis jetzt haben wir die rupturierten Bänder nicht sicher darstellen können. Diesbezügliche Mitteilungen anderer Autoren sind uns nicht bekannt. Bei intaktem Bandapparat meinen wir, die Bänder häufig darstellen zu können. Da eine sichere Aussage bis jetzt nicht gelungen ist, muß auf die Funktionsdiagnostik zurückgegriffen werden.

Wenn die Diagnose einer Außenbandruptur nur auf die gehaltenen Röntgenaufnahmen als „objektives" Kriterium gestützt wird, so muß man damit rechnen, daß Bandläsionen in einer Größenordnung bis zu 20% übersehen werden. Eigene Erfahrungen mit gehaltenen Röntgenaufnahmen werden diesbezüglich durch eine Vielzahl von Mitteilungen aus der Literatur gestützt [10, 11, 12, 18, 19].

Die in der Literatur beschriebenen Halteapparate zur Durchführung der gehaltenen Röntgenaufnahmen sind zahlreich. Eine Vielzahl von Umbauten und Verbesserungsvorschlägen sowohl bezüglich der Durchführung der Untersuchung als auch der Auswertung der Röntgenbilder werden angegeben. Als sogenannte „standardisierte" Belastung werden Druckwerte zwischen 5 und 25 kp genannt. Meßmethoden und pathologische Werte variieren erheblich [1, 4, 5, 7, 9, 11, 13, 15, 17, 18, 20]. Eine Vielzahl von Studien ist durchgeführt worden, mit dem Ziel, die Aussage der gehaltenen Röntgenaufnahmen zu verbessern [1, 5, 9, 11, 18, 19]. Indirekt kann daraus geschlossen werden, daß offensichtlich noch keine zuverlässige und ideale Lösung gefunden worden ist.

Die definierten Meßpunkte wie „senkrecht zur Talusgelenkfläche" oder „zur Mitte der Talusrolle" werden sofort fragwürdig, sobald nicht exakt im seitlichen Strahlengang geröntgt wird. Bei der Aufnahme im a.p.-Strahlengang führt die Außenrotation des Unterschenkels zu einer falschen Vergrößerung des Winkels bei Prüfung der Taluskippung. Die notwendige Folge sind Röntgenkontrollaufnahmen, meist mit Röntgenaufnahmen der Gegenseite, und eine evtl. Kontrolle unter Durchleuchtung, was bei dem meist jugendlichen Alter der Patienten bezüglich der Strahlenbelastung nicht unterschätzt werden sollte. Die gehaltene Röntgenaufnahme ist also durchaus keine einfache und sichere Routinemethode für die tägliche Praxis [11, 18, 19]. Eine Übersicht und weitere kritische Anmerkungen zu den gehaltenen Röntgenaufnahmen finden sich bei Weiß [18].

Wenn die Routinediagnostik nicht zur sicheren Diagnose führt, wird teilweise auf invasive Maßnahmen zurückgegriffen. Dazu [10, 12] gehören Schmerzausschaltung in Form von örtlicher Betäubung oder Narkose, Arthrographie und Arthroskopie. Wir selbst lehnen die routinemäßige Schmerzausschaltung und weitere invasive Maßnahmen vor der Durchführung der Funktionsdiagnostik ab, soweit es allein um die Frage der Bandruptur geht.

Die Erfolge der konservativen Therapie haben die Indikation zur operativen Versorgung der Bandrupturen auch bei uns deutlich gesenkt. Wird allein die konservativen Therapie favorisiert, so scheint bei dieser einseitigen Festlegung der Therapie die Diagnostik weit weniger wichtig geworden zu sein. Es sollte aber gerade hier bedacht werden, daß erst die richtige Diagnose die Auswahl der adäquaten Therapie erlaubt. Die Aussage der gehaltenen Röntgenaufnahmen ist offensichtlich unsicher. Und wird aus der Diagnostik nicht die Indikation zu einer invasiven Maßnahme wie zu einer Operation abgeleitet, so sollte auch die invasive Diagnostik unterlassen werden.

Ein guter Weg ist hier die sonographische Funktionsdiagnostik des Außenbandapparats. Diese neue Methode hat entscheidende Vorteile.

Bei chronischer Bandinstabilität und gesunden Probanden sind gehaltene Röntgenaufnahmen und Ultraschallfunktionsdiagnostik nach unserer Methode gleichwertige Verfahren. Bei der frischen Bandruptur schneidet sie deutlich besser ab, als die Röntgenuntersuchung.

Im Vergleich zur gehaltenen Röntgenaufnahme ist die Ultraschalluntersuchung weit weniger schmerzhaft; das haben unsere Patienten bestätigt.

Bei der gehaltenen Röntgenaufnahme wird das Sprunggelenk bei schmerzhafter Belastung im Haltegerät fixiert, die Röntgenassistentin und der überwachende Arzt verlassen vor der Aufnahme fluchtartig den Röntgenraum. Der Patient wird mit Schmerzen und evtl. Angst alleine gelassen und verarbeitet diese Situation besonders negativ. Ihm wird dabei auch bewußt, daß er wegen der Gefährlichkeit der Röntgenstrahlen verlassen worden ist. Man sollte dabei nicht unterschätzen, wie stark in der Bevölkerung durch Ereignisse in jüngster Vergangenheit das Bewußtsein um die Gefährlichkeit ionisierender Strahlen gewachsen ist.

Bei der Ultraschalluntersuchung bleiben untersuchender Arzt und Patient in ständigem Kontakt. Der Patient verfolgt auf dem Monitor meist interessiert die Untersuchung und ist durch zusätzliche Erklärungen optimal abgelenkt und entspannt.

Die Röntgenstrahlenbelastung entfällt und limitiert den Untersuchungsgang nicht. Die Sonographie kann so oft wiederholt werden, bis der Untersucher sich seiner Diagnose sicher ist.

Die sonographische Funktionsdiagnostik ist eine klinische Kontrolle der Bandstabilität unter „Ultraschalldurchleuchtung". Dadurch wird aus Synopse von wiederholter klinischer Untersuchung und Kontrolle des subjektiven Befunds durch das Ultraschallbild die Diagnose für den untersuchenden Arzt sehr sicher.

In der Regel ist keine zusätzliche apparative Ausstattung zu einem bereits vorhandenen Ultraschallgerät erforderlich.

Als Nachteil der neuen Methode ist zum einen die notwendige Einarbeitung zu nennen. Des weiteren sollte überlegt werden, ob zusätzlich zur Ultraschalluntersuchung aus forensischen Gründen weiterhin eine Dokumentation mit gehaltenen Röntgenaufnahmen beibehalten wird, bis die Ultraschallmethode als anerkannte Untersuchungsmethode fest etabliert ist.

Vorbehaltlich unserer kleinen Fallzahl können wir feststellen:

- die Sonographie ist eine sichere Methode zur Beurteilung des Außenbandapparats des oberen Sprunggelenks,
- nach kurzer Einarbeitung ist die Methode einfach durchzuführen,
- die Ergebnisse sind exakt zu dokumentieren,
- die Untersuchung wird von den Patienten gut toleriert,
- die Röntgenstrahlenbelastung entfällt,
- die Methode hat sich auch in Zweifelsfällen sehr gut bewährt [2, 3],
- die Sonographie könnte in Zukunft die gehaltenen Röntgenaufnahmen ersetzen,
- die Methode bietet die Möglichkeit, erhebliche Kosten für die Versicherungsträger einzusparen.

## Literatur

1. Biegler M, Düber C, Wenda K (1986) Ein neues Verfahren zur Ausmessung der Schublade in der gehaltenen seitlichen Aufnahme des oberen Sprunggelenkes. Unfallchirurgie 12:271–275
2. Ernst R, Gritzan R, Weber A (1987) Wert der Sonographie in der Diagnostik der Außenbandrupturen des oberen Sprunggelenkes bei zweifelhaften radiologischen Befunden. Ultraschall [Suppl 1]:78
3. Ernst R, Gritzan R, Weber A, von Liebe S, Zumtobel V (1988) Sonographie-Diagnostik bei Außenbandrupturen des oberen Sprunggelenkes bei nicht eindeutigen radiologischen Befunden. Langebecks Arch Chir Suppl. II (Kongreßbericht 1988), 628
4. Forster G, Scheuba G, Weber EG (1979) Die standardisierte „gehaltene Aufnahme" zur Diagnostik der Bandverletzungen an der unteren Extremität. Aktuelle Chir 13:239
5. Fröhlich H, Gotzen L, Adam U (1984) Experimentelle Untersuchungen zur gehaltenen Aufnahme des oberen Sprunggelenkes. Unfallheilkunde 87:30–34
6. Godolias G, Dustmann HO (1985) Häufigkeit und Ursachen von Bandverletzungen des Sprunggelenkes bei verschiedenen Sportarten.Orthop Praxis 21:697–702
7. Jakob RP, Raemy H, Steffen R, Wetz B (1986) Zur funktionellen Behandlung des frischen Außenbänderrisses mit der Aircast-Schiene. Orthopäde 15:434–440

8. Kemen M, Ernst R, Bauer K-H, Weber A, Zumtobel V (1991) Sonographische versus radiologische Beurteilung der chirurgischen Außenbandstabilität am oberen Sprunggelenk. Unfallchirurg 94 (im Druck)
9. Kievernagel GW (1981) Differenzierte Diagnostik der fibularen Kapselbandläsion des oberen Sprunggelenkes mit einem neuen Haltegerät. Aktuel Traumatol 11:161–164
10. Leier B, Hempfling H (1983) Frische, isolierte Außenbandverletzungen des oberen Sprunggelenkes – Operationsindikation in Zweifelsfällen durch Arthroskopie. Klinikarzt 12:449–456
11. Ludolph E, Hierholzer G, Gretenkord K (1985) Untersuchungen zur Anatomie und Röntgendiagnostik des fibularen Bandapparates am Sprunggelenk. Unfallchirurg 88:245–249
12. Mayer F, Herberger U, Reuber H, Meyer U (1987) Vergleich der Wertigkeit gehaltener Aufnahmen und der Arthrographie des oberen Sprunggelenkes bei Verletzungen des lateralen Bandkapselapparates Unfallchirurg 90:86–91
13. Meeder PJ, Keller E, Weller S (1981) Die frische fibulare Bandruptur – Diagnose – Therapie – Ergebnisse. Aktuel Traumatol 11:156–160
14. Pförringer W (1985) Sportartspezifische Weichteilverletzungen von Sprunggelenk und Fuß. Orthop Praxis 21:703–710
15. Schmülling F, Weiß H (1981) Operationsindikation bei Kapselbandverletzungen des oberen Sprunggelenkes. Aktuel Traumatol 11:151–155
16. Schricker T, Hien NM, Wirth CJ (1987) Klinische Ergebnisse sonographischer Funktionsuntersuchungen bei Kapselbandläsionen am Knie- und Sprunggelenk. Ultraschall 8:27–31
17. Tiedtke R, Rahmanzadeh R (1981) Vergleichende Untersuchungen zur Diagnostik und Therapie der frischen Außenbandverletzungen. Aktuel Traumatol 11:169–174
18. Weiß C (1985) Die gehaltene Aufnahme des oberen Sprunggelenks – eine einfache Routineuntersuchung? Röntgenpraxis 38:385–389
19. Zink W, Wirth CJ (1985) Wie sicher ist die apparativ gehaltene Röntgenaufnahme des oberen Sprunggelenkes zur Diagnostik der fibularen Kapselruptur? Orthop Praxis 21:711–717
20. Zwipp H, Tscherne H, Blauth M (1985) Zur konservativen Behandlung der fibularen Bandruptur am oberen Sprunggelenk. Unfallchirurg 88:159–167

# Sonographie der Achillessehne

N. M. Meenen, J. V. Wening

Die Real-time-Sonographie stellt inzwischen neben der klinischen Untersuchung das Standardverfahren zur nichtinvasiven Diagnostik bei Veränderungen im Bereich der Achillessehne dar (Tabelle 1). Die früher eingesetzte seitliche Weichteilröntgenuntersuchung konnte wegen der geringen Spezifität ihrer Aussage kaum die Entscheidungsfindung beeinflussen. CT und Kernspintomographie disqualifizieren sich wegen des mit der Untersuchung verbundenen vergleichsweise hohen technischen, zeitlichen und personellen Aufwands. Demgegenüber ist die Sonographie der Achillessehne in der Unfallaufnahme durch den erfahrenen Chirurgen selbst, ohne zeitlichen Verzug, schnell und kostengünstig mit hoher diagnostischer Effizienz durchführbar. In einem Patientengespräch mit Demonstration des sonographischen Befunds kann dann sofort über die entsprechenden therapeutischen Konsequenzen entschieden werden.

Besonders eindrucksvoll sind die erhobenen Befunde bei spontanen Sehnenrupturen unterschiedlichster Lokalisation, deren klinischer Nachweis auch für den Erfahrenen bisweilen unsicher, die Therapie deshalb unadäquat sein kann. Probleme bei der Diagnostik können durch die Plantarissehne auftreten, die bei gleichem Ansatzpunkt eine Restfunktion sichert. Auch die langen Zehenbeuger und der M. tibialis posterior wirken synergistisch auf das obere Sprunggelenk. Weitere Schwierigkeiten beim klinischen Nachweis einer Ruptur können sich bei distalen Rissen wegen degenerativer Hyalinisierung nahe dem Ansatz am Kalkaneus oder bei sehr proximalen Rissen am Muskel-Sehnen-Ansatz und bei veralteten Rupturen ergeben, da hier wegen Ödem und organisiertem Hämatom die typische Delle nicht tastbar ist.

An klinischen Differentialdiagnosen werden Muskelfaserrisse, Muskelkontusionen, Phlebitiden und die Entenschnabelfraktur des Kalkaneus genannt. Diese Krankheitsbilder korrelieren mit typischen sonographischen Befunden und sind so abgrenzbar. Aber auch degenerative Zustandsänderungen der Achillessehne und ihres umgebenden Gleitgewebes können mit großer Präzision und Differenziertheit dargestellt werden.

**Tabelle 1.** Indikation zur Sonographie der Achillessehne

- Untypische Anamnese bei klassischem Rupturbefund
- Typische Rupturanamnese und -beschwerden bei untypischem Befund
- Unklare Beschwerden im Bereich der Achillessehne
- Palpationsbefunde unsicherer Zuordnung
- Darstellung degenerativer Veränderungen in Art und Ausmaß

## Untersuchungsgang

### Schallköpfe

Die Ultraschalluntersuchung des Bewegungsapparats wird in unserer Klinik durch den Chirurgen ausgeführt, der mit der speziellen sonographischen Anatomie und Pathologie, der klinischen Diagnostik und dem therapeutischen Procedere aus eigener Anschauung vertraut ist. Wir verwenden seit Jahren zur Darstellung der Achillessehne einen 5-MHz-Sektorschallkopf mit einer leicht konvexen Kunststoffverlaufstrecke zur Ankoppelung an den schmalen konkaven Grat der distal-dorsalen Unterschenkelkontur (Abb. 1). Ebenso geeignet ist ein Parallel- oder Sektorschallkopf von 7,5 MHz mit einem konturanpassenden Gelkissen.

### Untersuchungstechnik

Die Untersuchung erfolgt in Baulage des Patienten mit über das Liegenende hängenden Füßen. Neben der Befundung in entspannter Ruhelage werden besonders die dynamischen Aspekte der Real-time-Darstellung für die Untersuchung am Bewegungsapparat genutzt: Unter passiver Vorspannung bei Bewegung im oberen Sprunggelenk werden Sehnen- und Muskelstrukturen durch ihr Gleiten gegenüber dem umgebenden Gewebe leicht identifiziert.

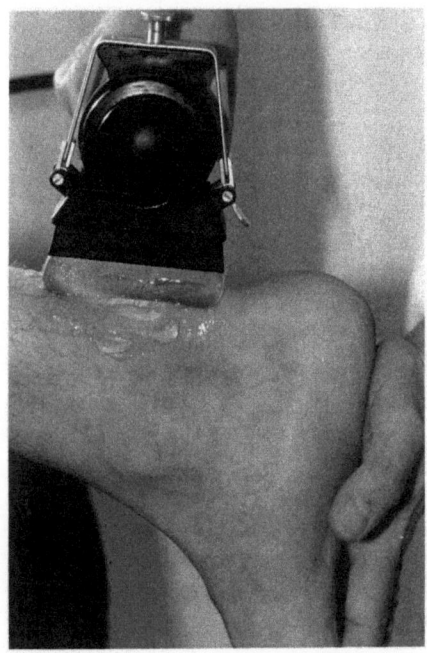

**Abb. 1.** Untersuchungstechnik: Sektorschallkopf mit Vorlaufstrecke in Längsorientierung über der Achillessehne. Die dynamische Vorspannung wird durch die 2. Hand des Untersuchers erreicht

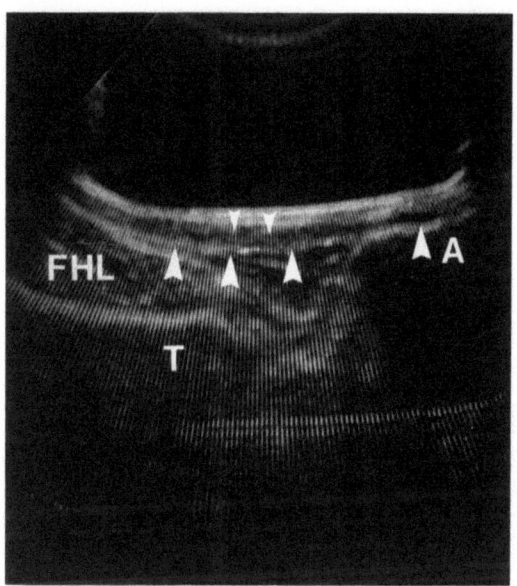

Abb. 2. Längsschnitt über der echoarmen Achillessehne mit Darstellung der gegenüber der Sehne echoreichen dorsalen Sehnenbegrenzung (*3 große Pfeile*). Die *2 kleinen Pfeile* markieren die wellenförmigen Faserzüge bei entspannter Sehne. *A* Ansatz am Calcaneus mit der echoarmen Bursa (*Pfeil*) unter den Faserzügen, *T* distale dorsale Tibia, *FHL* M. flexor hallucis longus

Kontinuitätsunterbrechungen werden durch Verbreiterung des echoleeren Distanzraums deutlicher darstellbar, kulissenförmige Sehnenrisse zeigen ein Aneinandervorbeigleiten diverser Sehnenteile. Eine Darstellung in 2 Ebenen (längs-quer) und ein obligater Vergleich mit der gesunden Gegenseite erhöht die Aussagekraft der Untersuchung.

Entscheidende Bedeutung bei der Untersuchung der Achillessehne hat die strikte Einhaltung von standardisierten Schallkopfpositionen. Artefakte und damit Fehlschlüsse auch bei der Beurteilung von degenerativen Veränderungen sind so vermeidbar. Nur in einem präzisen Längsschnitt auf dem Grat der Fersenregion werden die leicht gewellt längs im Sehnenverlauf liegenden Faserbündel in ihrer typischen „fischzugartigen" Struktur dargestellt. Der richtig geführte Schnitt muß den Sehnenverlauf von dessen Eintritt in den Darstellungsbereich durch den Schallkopf bis zu seinem Austritt aus dem Sektor zeigen (Abb. 2). Ein Verlassen der Faserachse führt wegen der gerichteten Binnenstruktur der Sehne (ähnlich den Phänomenen im polarisierten Licht) zu sprunghaften Änderungen der Echogenitätsdarstellung des Sehnengewebes. Als Artefakte können echoarme oder echoleere Anschnitte der Sehne innerhalb der Sehnenscheide Flüssigkeitsansammlungen oder selbst Kontinuitätsunterbrechungen simulieren. Die dynamische Funktionsuntersuchung schafft hier Klarheit. Das Abgleiten des Schallkopfs aus dem idealen Längsverlauf der Sehne wird durch die nur strichweise mögliche Ankoppelung an die schmale längskonkave Kontur der Fersenregion gefördert.

Die Bewegung des Schallkopfs hat nur durch Verschieben im Längsverlauf des Unterschenkels oder durch paramedianes Kippen desselben zu erfolgen. Querschnitte können in manchen Fällen, besonders bei Veränderungen am Sehnen-Muskel-Übergang, zur Urteilsfindung beitragen.

Eine Indikation für Schrägschnitte oder freie Schallkopfpositionen ist nur bei Ergußbildung oder den sehr seltenen tumorösen Raumforderungen gegeben (z. B. Sehnenxanthome).

## Befunde

### Normale Anatomie

Die Achillessehne ist etwa 15 cm lang und liegt unmittelbar subrautan sehr schallkopfnah (Abb. 3). Sie läßt sich von ihrem Ansatz (A) an der Dorsalfläche des Kalkaneus (C), wo die Bursa (B) unter der Einstrahlung der Sehnenfasern am Fersenbein als eine echoarme Zone imponiert, bis an ihren Ursprung aus der sich verdichtenden tiefen und vor allem der oberflächlichen Faszie des M. triceps surae darstellen. Wie Abbildung 4 zeigt, ist die Sehne von den ventral liegenden Strukturen, unter anderem dem M. flexor hallucis longus (FHL), durch ein echoarmes Fettgewebedreieck getrennt. Die distale Tibia (T) begrenzt durch Schallauslöschung das Untersuchungsfeld (siehe Abb. 2 und 3).

Die Achillessehne selbst zeigt in sonographischen Längsschnitten eine parallel verlaufende intermittierende fibrilläre Strukturierung mit einer glatten Begrenzung von höherer Echodichte. Auf Abbildung 2 ist, mit kleinen Pfeilen markiert, die wellenförmige Faserzeichnung bei entspannter Sehne dargestellt. Abbildung 3 zeigt den Verlauf der Faserdomänen in Vordehnung. Die Dichte der Sehnenechos gegenüber dem vorliegenden Fett variiert individuell.

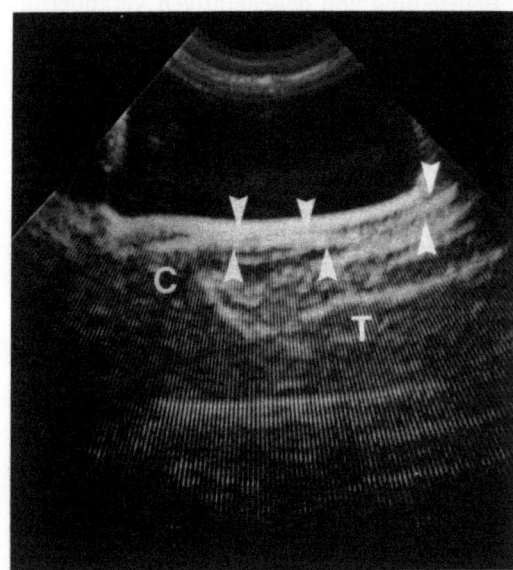

**Abb. 3.** Achillessehne zwischen den *Pfeilen* im Längsschnitt unter Vordehnung dargestellt. Durch geringes Verschwenken des Schallkopfes aus der Längsachse der Fasern echodichte Binnenstrukturdarstellung. *C* Calcaneus, *T* distale dorsale Tibia

Sonographie der Achillessehne 53

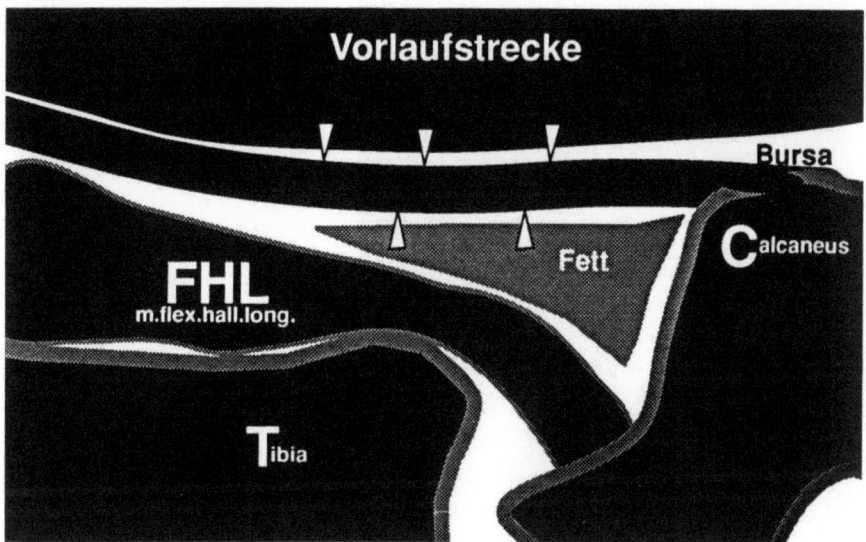

**Abb. 4.** Orientierende Schemazeichnung des Untersuchungsareals: zwischen *hellen Pfeilen* die echoarme Achillessehne. Am Ansatz der Sehne am Calcaneus stellt sich oft eine echoarme „Bursa" dar. Mit „Fett" ist ein den Leerraum zwischen Sehne und Flexorsehnen füllendes Fettgewebsdreieck bezeichnet

Der Querschnitt zeigt die Sehne, die sich aus den Faszienblättern der Wadenmuskeln formiert, nach kaudal auf etwa 5 mm Sagittaldurchmesser verjüngt und im Zentralbereich die typische querovale Form annimmt (Abb. 5). Hier liegt die übliche Rupturstelle etwa 3 QF oberhalb des Fersenbeins. Zum Ansatz am Kalkaneus findet sich wieder eine leichte Verbreiterung des Sehnendurchmessers.

Bei Verletzungen sollte die Paarigkeit der Extremitäten genutzt und die „gesunde" Fersenregion unter gleichen Untersuchungsbedingungen ebenfalls untersucht werden. Bei frischen Rupturen einer Seite werden so oft bereits ausgedehnte degenerative Schäden der Gegenseite festgestellt.

**Achillessehnenrupturen**

Achillessehnenrupturen lassen sich mit der von uns verwendeten Technik zuverlässig darstellen. Die Sehnenfasern, die sich ihrer Eigenelastizität folgend verkürzen, verlieren im Bereich einer Kontinuitätsunterbrechung die geordnete Echostruktur. Der oft kastenförmige Distanzraum ist innerhalb der erhaltenen Sehnenscheide mit echoleerem oder -armem Hämatom gefüllt (Abb. 6). Auch Bereiche inhomogener Binnenechos finden sich im Rupturbereich. Ursache hierfür ist die als Operationsbefund zu beobachtende wellenförmige Verkürzung der Sehnenstümpfe unter Einfluß der enthaltenen elastischen Fasern

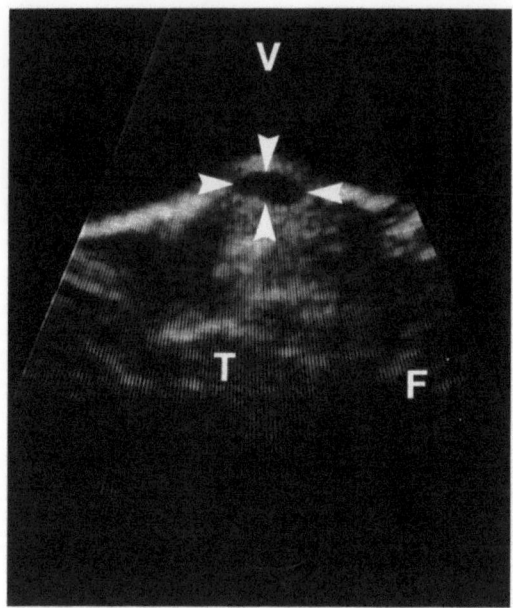

**Abb. 5.** Querschnitt in Höhe der üblichen Rupturstelle der querovalen Achillessehne (*Pfeile*). V Vorlaufstrecke, T Reflex der distalen Tibia, F Reflex der distalen Fibula

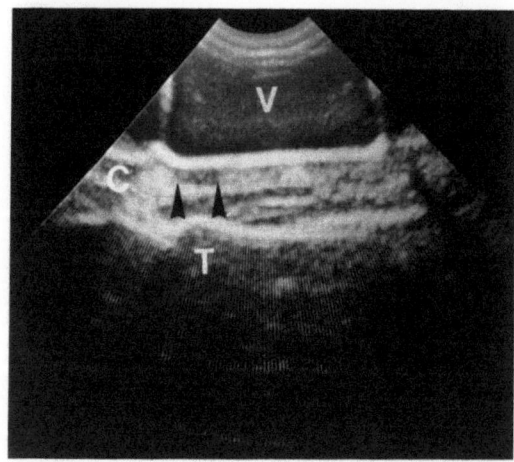

**Abb. 6.** „Kastenförmiger" Defekt bei frischer Achillessehnenruptur (zwischen den *Pfeilen*). C Calcaneus, T distale dorsale Tibia, V Vorlaufstrecke

(Abb. 7). Die dynamische Untersuchung zeigt das fehlende Mitgleiten des distalen Sehnenstumpfs. Der proximale und (in Abb. 8 mit Pfeil markiert) vor allem der distale Sehnenanteil sind verdickt und retrahiert. Bei kulissenförmigen Rissen lassen sich in beiden Schnittebenen echochdichte Faserbündel darstellen, die den Defekt durchziehen (Abb. 7 und 9).

Bei sehr proximalen Rissen muß die Identifizierung als Ruptur der Sehne gegen einen (nicht kontinuitätsgefährdenden) Muskelfaserriß abgegrenzt wer-

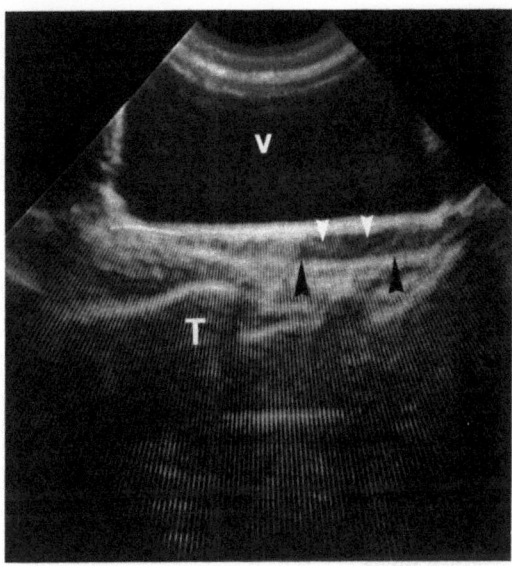

**Abb. 7.** Frischer hämatomgefüllter Rupturdefekt (zwischen *dunklen Pfeilen*) mit durchziehenden erhaltenen Sehnenfasern (*helle Pfeile*). T distale dorsale Tibia, V Vorlaufstrecke

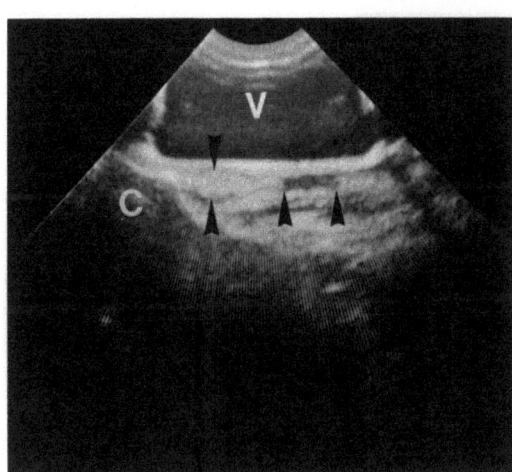

**Abb. 8.** Längsschnitt über der frisch rupturierten Achillessehne. Verkürzung des distalen Sehnenstumpfes (zwischen *dunklen Pfeilen*). Echoarm die Defektzone. C Calcaneus, V Vorlaufstrecke

den. Sehr distale frische Sehnenrisse stellen im Gegensatz zur klinischen Untersuchung bei der sonographischen Untersuchung kein Problem für die zuverlässige Beurteilung dar.

Ein Nachweis der dünnen Plantarissehne gelingt mit der Auflösung unserer Geräte nicht, die Differenzierung gegenüber erhaltenen Achillessehnenfasern ist nicht sicher zu führen. Eine tastbare Delle wird auch sonographisch im Bereich des geringsten Querschnitts dargestellt.

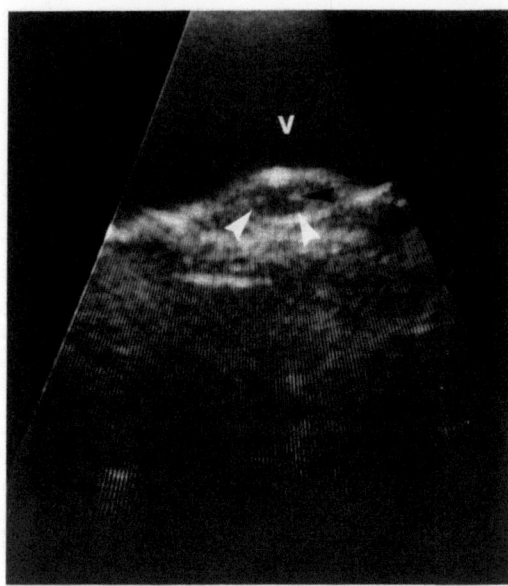

**Abb. 9.** Querschnitt in Höhe einer Achillessehnenruptur. *Helle Pfeile* markieren die dorsale Begrenzung der Sehne. Der *dunkle Pfeil* weist auf ein den Defekt durchziehendes Faserbündel (*V* Vorlaufstrecke)

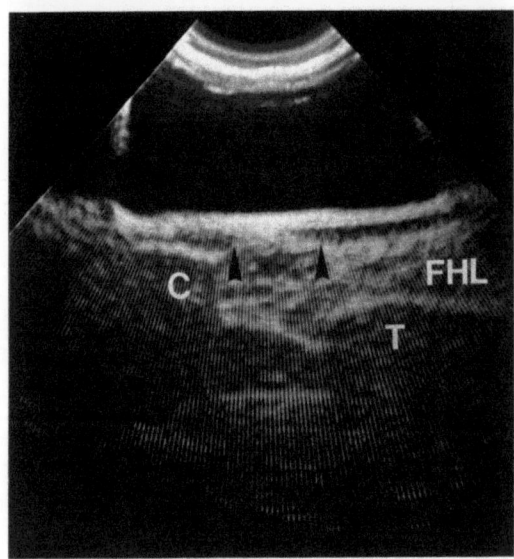

**Abb. 10.** Zunehmende Echodichte der Defektstrecke (zwischen *dunklen Pfeilen*) bei fortschreitender Organisation und Vernarbung einer Achillessehnenruptur (*FHL* Flexor hallucis longus, *C* Calcaneus, *T* Tibia)

Bei älteren Rissen ändert sich die Echogenität des Hämatoms mit zunehmender Organisation bis zur beginnenden Narbenbildung: Zunächst nimmt die Dichte im Defekt zu (Abb. 10), dann folgt eine Phase der Inhomogenität mit echodichten, faserhaltigen und eingelagerten oder umgebenden echoarmen, flüssigkeitsreichen Zonen im Bereich der beginnenden Reparation.

Alle von uns sonographisch untersuchten Rupturen wurden intraoperativ nach Lokalisation und Ausmaß bestätigt.

## Degenerative Veränderungen

Degenerative Veränderungen an Achillessehne und Gleitgewebe führen zur Verringerung der Echodichte im Bereich des Sehnenhüllgewebes durch Ödembildung und zur echoleeren Ergußansammlung in der Sehnenscheide (schallkopfnah in Abb. 11). Die Sonographie kann hier neben diagnostischen Aspekten auch zur Erfolgsbeurteilung antiphlogistischer Therapie und vom Sportmediziner zur repetitiven Information als Parameter für die Trainingsplanung eingesetzt werden.

Die Achillessehne zeigt im akuten Reizzustand einen vergrößerten Durchmesser (Abb. 12), bei alleiniger Degeneration auch ein verringertes sagittales Ausmaß. Unruhezonen in der Faserechostruktur weisen auf Nekrosen, kleine dichte Echos mit dorsalem Schallschatten auf Kalifizierungen innerhalb und außerhalb des Sehnengewebes hin.

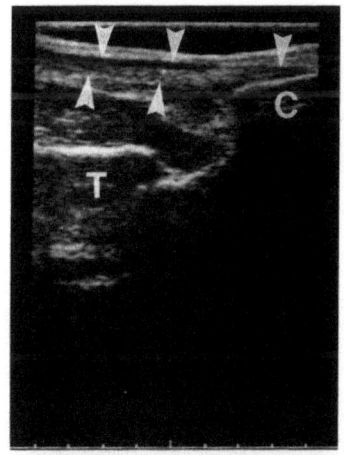

**Abb. 11.** Degenerative Veränderungen bei einem Längsschnitt einer Achillessehne (zwischen *hellen Pfeilen*). Echoleere Flüssigkeitsansammlung innerhalb der Sehnenscheide schallkopfnah (*C* Calcaneus, *T* Tibia)

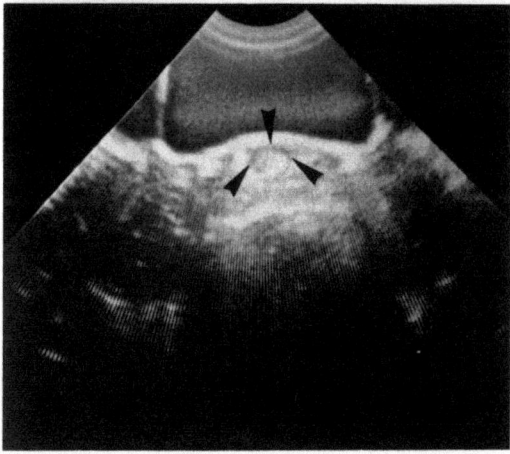

**Abb. 12.** Reizzustand der Achillessehne in einem Querschnitt: Mit *Pfeilen* ist die echoarme Flüssigkeitsansammlung innerhalb der Sehnenscheide markiert

Umschriebene Bursitiden können Reizungen der Achillessehne (unspezifische Achillodynien) am Fersenbeinansatz begleiten: Sie können zuverlässig an der Zunahme des jeweiligen Bursavolumens dargestellt werden. Bei längerem Verlauf zeigen sich Fibrinausfällungen in diesen Schleimbeuteln durch zunehmende, flockige Echogenität des Bursainhalts.

**Narbenbildung**

Nach operativer Versorgung frischer Achillessehnenrupturen finden sich ab der 3. Woche inhomogene Verdichtungen der Echostruktur mit reflexarmen Flüssigkeitsdepots. Der Sagittaldurchmesser der Sehnennarbe ist gegenüber der unverletzten Sehne erheblich verdickt (Abb. 13 und 14). Im Abstand von

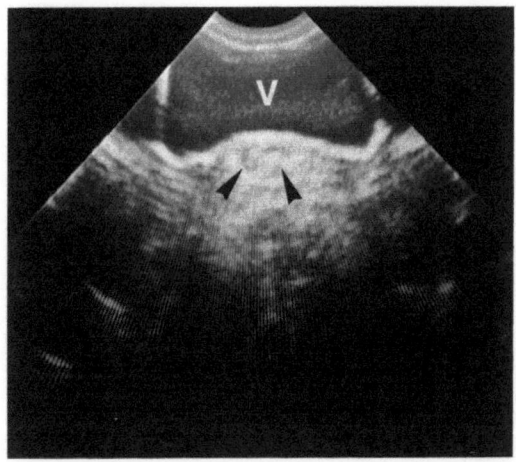

**Abb. 13.** Inhomogene Echogenität einer Narbe etwa 3 Wochen nach operativer Nahtversorgung einer Achillessehnenruptur: Echoarme Bereiche zwischen echodichten Faserbündeln (*Pfeile*, *V* Vorlaufstrecke)

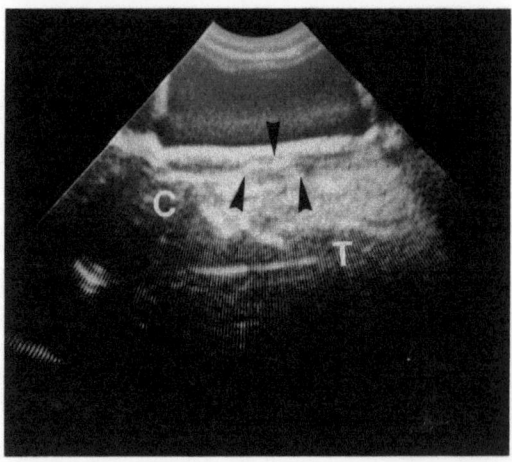

**Abb. 14.** Längsschnitt des Narbenbezirks von Abb. 13. Die Fasertextur ist gegenüber der nativen Sehne noch deutlich dichter und inhomogen. Eingrenzung der Nahtresion durch *Pfeile*. *C* Calcaneus, *T* distale dorsale Tibia

mehreren Zentimetern von der Rupturstelle ist auf beiden Seiten die typische Sehnenstrukturzeichnung bei noch fehlender Ausrichtung der Faserbündel kaum nachzuvollziehen.

Nach der 12. Woche finden sich aber bereits Hinweise auf zunehmende Orientierung von Faserdomänen: Die Binnenechos sind in Teilquerschnitten wieder wellenartig oder „fischzugartig" angeordnet. Im Querschnitt zeigte sich eine Verdickung und runde Verformung der querovalen nativen Struktur.

**Klinischer Stellenwert der Methode**

Bei klinisch einwandfrei durch Functio laesa und Weichteildelle zu diagnostizierenden frischen Achillessehnenrupturen ist keinerlei zusätzliche apparative Diagnostik angezeigt. Die Sonographie kann aber in der Hand des im Ultraschall und klinisch erfahrenen Chirurgen in allen diagnostischen Problemfällen schnell Klarheit schaffen:

So kann sie die Intaktheit der Sehne bei unklaren lokalen Beschwerden beweisen. Sie kann die veraltete Ruptur ohne tastbare Delle der Behandlung zuführen und zeigt kulissenförmige Risse, die oft als inkomplette Rupturen fehlinterpretiert werden. Die Sonographie beweist komplette Kontinuitätsunterbrechungen der Sehne bei erhaltener Restfunktion. Man erkennt sehr proximale Risse und kalkaneusnahe Risse bei hyaliner Degeneration. Degenerative Veränderungen und die häufigen entzündlichen Reizungszustände an der Achillessehne können erkannt und Therapie und Trainingspausen geplant und überwacht werden.

# Literatur

1. Dederich R, Bonse H, Hild A, Könn G, Wolf L (1988) Achillessehnenrupturen. Unfallchirurg 91:259-269
2. Fornage BD (1986) Achilles tendon: US examination. Radiology 159:759-764
3. Pfister A, Pförringer W (1987) Ultraschalldiagnostik bei Weichteilverletzungen des Bewegungsapparates. Sportverletzungen-Sportschäden 2:91-95
4. Suhr F (1980) Der Achillessehnenriß als Sport- und Arbeitsunfall. Unfallheilkunde 83:39-41

# Sonographische Diagnostik von geschlossenen Weichteilverletzungen

J. V. Wening

Leistungssport und Trimm-Dich-Welle, Haus-, Straßen- und Arbeitsunfälle sind ein wesentliches, auslösendes Moment für Sehnen-, Muskel- und Weichteilverletzungen. Immer höhere Leistungsnormen – bereits im Breitensport – und kurze Intervalle zwischen den Wettkämpfen mit verminderter Regenerationszeit, mangelnde Trainingsanleitung und falsche Selbsteinschätzung führen zu einem gravierenden Anstieg behandlungsbedürftiger Sehnen- und Muskelverletzungen [5, 7–10].

Neben dem Freizeitsport mit ständig steigenden Unfallzahlen stellen die Verkehrs- und Wegeunfälle ein weiteres, großes Potential für Weichteilverletzungen in Folge eines stumpfen Anpralltraumas dar [6]. Für die diagnostische Abklärung dieser Verletzungen standen bisher im allgemeinen die klinische Untersuchung mit Inspektion, Palpation und funtioneller Bewegungsprüfung, ergänzt durch bildgebende Diagnostik wie Nativröntgenbild (Weichteilaufnahme), NMR und CT zur Verfügung.

In den letzten Jahren ist diese Form der Diagnostik durch die nebenwirkungsfreie Sonographie mit der Möglichkeit der reproduzierbaren, bildlichen Darstellung – auch dynamischer Bewegungsabläufe – wesentlich bereichert worden [11, 13]. Als Indikationsschwerpunkt für eine sonographische Untersuchung nach oben genannter Vorgeschichte gelten alle Befunde, die nach der klinischen Untersuchung Fragen offen lassen oder einer bildgebenden Absicherung bedürfen.

Unabhängig von der Lokalisation werden an der Muskulatur unmittelbar posttraumatisch oder im Rahmen einer Verlaufskontrolle mit dieser Technik Einblutungen, umschriebene Hämatome, Drucksteigerungen in den Muskellogen (Kompartmentsyndrom des Unterschenkels), Apophysenabrisse, Muskelfaserrisse und sekundäre Muskelveränderungen (Atrophie, Myositis ossificans) erfaßt [13]. Gleiches gilt prinzipiell für Sehnenrupturen traumatischer und degenerativer Genese in allen Körperregionen (Rotatoren, Quadrizepssehne, Bizepssehne, Liga patellae, Achillessehne, Kreuzbandverletzungen) [1, 4, 5, 11].

Die allgemein gültige echomorphologische Systematik bei der Beschreibung der Befunde (echofrei-echoreich-Totalreflexion) gilt auch für Muskel und Weichteile mit ihren zahlreichen Variationen und Überschneidungen. Schallarme Areale (vorwiegend echofrei) entsprechen Flüssigkeitsansammlungen, wobei an Hand des Ultraschallbilds allein nicht zwischen Serom, Hämatom oder Abszeß unterschieden werden kann. Beim Hämatom ändert sich das Schallbild analog zum „clotting" bzw. bindgewebigen Durchbau im Sinne einer schalldichten Reflexantwort (Narbe = homogen echoreich).

Je nach Indikation werden unterschiedliche Schallköpfe zur sonographischen Untersuchung herangezogen (Tabelle 1).

Sektorschallköpfe der Frequenzen 5 MHz, 7,5 MHz und 10 MHz sind in gleicher Weise verwendbar, geben aber bei der Betrachtung langstreckiger Befunde wie z. B. am Oberschenkel verkrümmte Bilder wieder (Abb. 1).

Der gewählte Frequenzbereich richtet sich im wesentlichen nach der gewünschten Eindringtiefe (niederigere Frequenz-höhere Eindringtiefe). Ein-

**Tabelle 1.** Schallkopfauswahl bei verschiedenen Indikationen

| Verwendete Schallköpfe | Indikationsbereiche |
|---|---|
| 7,5-MHz-Linearschallkopf | Oberflächliche Befunde am Stamm und den Extremitäten |
| 10-MHz-Linearschallkopf | Subkutis, Sehnen und Muskeln |
| 5-MHz-Linearschallkopf | Tiefer liegende Befunde am Oberschenkel oder in der Glutealregion |
| Untersuchungstechnik: | Längs- und Querschnitt, Befunddokumentation in 2 Ebenen |

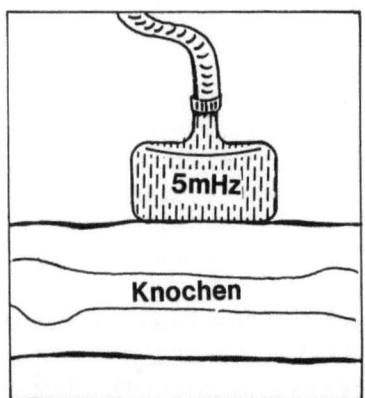

**Abb. 1.** Sonographischer Längsschnitt am Oberschenkel bei ausgedehntem subfaszialem Hämatom ($H$ Hämatom). 5-MHz-Sektorschallkopf mit Vorlaufstrecke

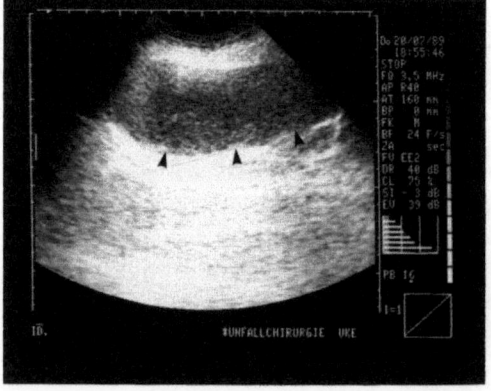
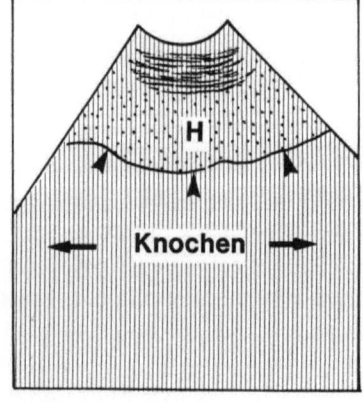

zelne Muskelgruppen und Muskeln lassen sich von ihren Septen unter physiologischen Bedingungen gut abgrenzen. Das Echomuster gesunder Muskulatur ist im allgemeinen dunkler als das umgebende Gewebe (Haut, Unterhautfettgewebe) und mit vereinzelten, helleren Reflexen durchzogen. Die Schallantwort und somit das Reflexmuster ändert sich in Abhängigkeit von der gewählten Perspektive (Längsschnitt, Querschnitt) unter statischen Untersuchungsbedingungen und führt bei Darstellung eines dynamischen Bewegungsablaufs (Kontraktion) zu einer relativen Zunahme der Muskelmasse im Verhältnis zu den vorhandenen fibrösen Septen [3, 8, 12], so daß im sonographischen Bild der abgebildete Muskelabschnitt heller und echoreicher wirkt. Dringend zu empfehlen ist auch bei den Weichteilen – sofern keine Ausgangs- oder Verlaufsbefunde vorliegen – mit der Untersuchung der unverletzten Seite als Vergleichsuntersuchung zu beginnen, insbesondere bei nur diskretem klinischen Befund.

Stumpfe Traumen können im Grunde jede Körperregion betreffen (vgl. Tabelle 2) und führen je nach Intensität und Einwirkfläche ohne Kontinuitätsunterbrechung der Haut zu erheblichen Hämatomen.

Bei gespannter, livide verfärbter Haut und klinischem Korrelat von Schmerz und Fluktuation fällt die Entscheidung zur operativen Entlastung leicht. Bestehen Zweifel über die Ausdehnung und Lokalisation (subkutan, subfaszial) treten auch Unsicherheiten bezüglich des Behandlungsverfahrens auf. Beantwortet werden sollen an Hand des sonographischen Befunds in dieser Situation die Fragen:

- Ist eine offene chirurgische Entlastung notwendig?
- Kann eine Punktion bereits ausreichende Entlastung schaffen?
- Ist eine Blindpunktion sinnvoll?
- Ist eine Punktion unter sonographischer Kontrolle notwendig? (s. interventionelle Sonographie)
- Kann in Lokalanästhesie drainiert werden?
- Ist eine konservative Behandlung ausreichend?

**Tabelle 2.** Sonographisch kontrollierte Hämatome nach stumpfem Anpralltrauma oder Verdacht auf Muskelriß, n=105, Unfallambulanz UKE (1.10.–21.12.90)

| | n | % |
|---|---|---|
| Glutaealregion | 15 | 14,3 |
| Mittlerer lateraler Oberschenkel | 36 | 34,3 |
| Subcutan | 7 | |
| Subfaszial | 19 | |
| Paraossär | 10 | |
| Mittlerer medialer Oberschenkel | 4 | 3,8 |
| Distaler lateraler Oberschenkel | 11 | 10,5 |
| Prätibialer Unterschenkel | 6 | 5,7 |
| Proximaler dorsaler Unterschenkel (med. M. gastrocnemius) | 24 | 22,8 |
| Andere | 9 | 8,6 |

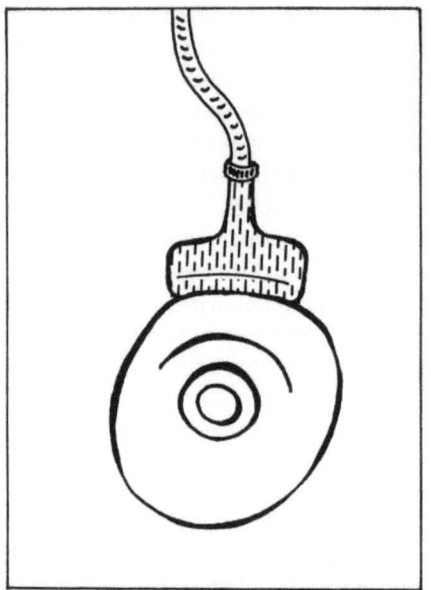

**Abb. 2.** Paraossales Hämatom am Oberschenkel (*SCH* Schallkopf, *M* Muskelseptum, *H* Hämatom, *S* Schallschatten, *K* Knochen). Querschnitt, 5-MHz-Schallkopf

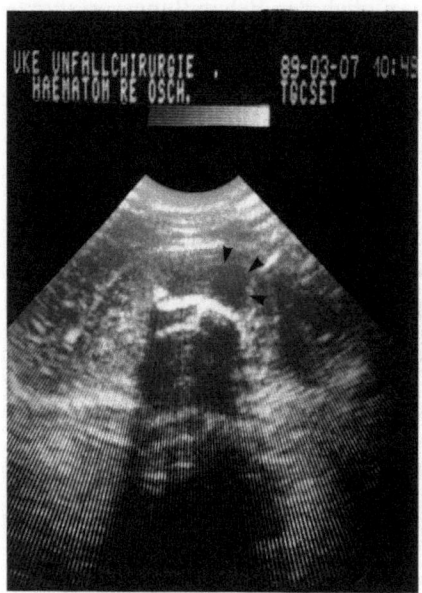 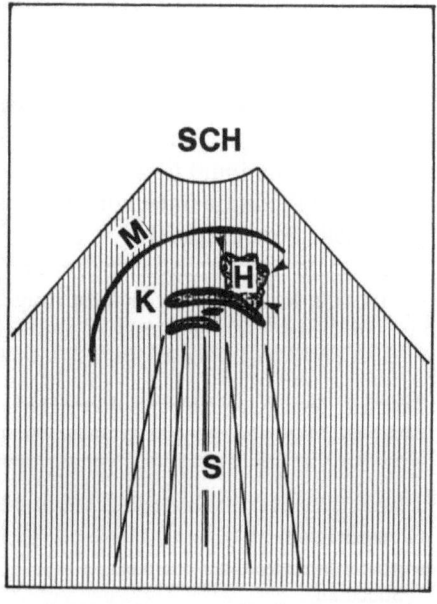

Bezogen auf das Hämatom gibt die Ultraschalluntersuchung in wenigen Minuten Auskunft über das Volumen der vorhandenen Flüssigkeit (3-Punktmessung und digitalisierte Volumenberechnung durch das Gerät), Größe, Ausdehnung (Distanzmessung zwischen 2 Punkten) und Tiefe des Befunds. Wie aus Tabelle 2 ersichtlich, ist die bevorzugte Region für oben genannte Verletzungsfolgen der seitliche Oberschenkel und die Glutealregion (seitliches Anpralltrauma im Auto, Sturz vom Fahrrad, „Pferdekuß" des Sportlers).

Sonographische Diagnostik von geschlossenen Weichteilverletzungen

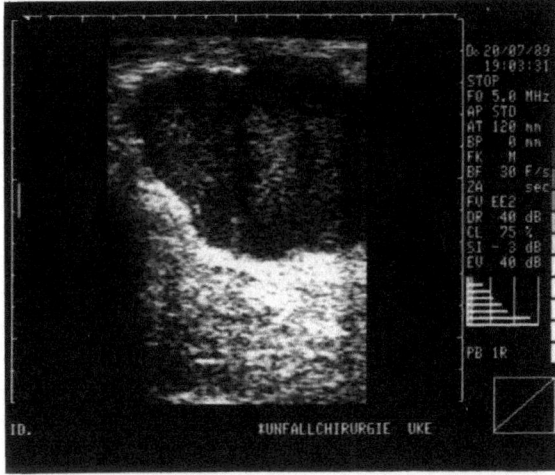

**Abb. 3.** Ausgedehntes Hämatom in der Glutäalregion nach stumpfen Anpralltrauma

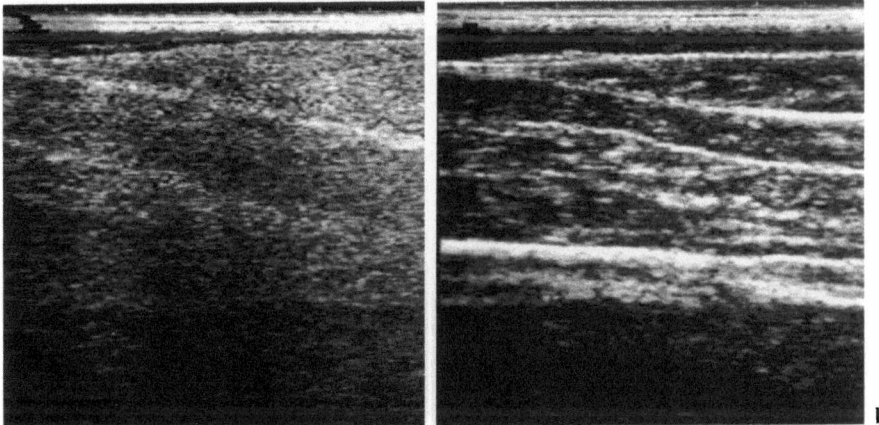

**Abb. 4a, b.** Sonographischer Längsschnitt der Wade am Übergang vom medialen M. gastrocnemius zur Achillessehne. **a** Normalbefund, **b** Befund bei Kompartimentsyndrom. 5-MHz-Linearschallkopf

Am Oberschenkel werden tieferliegende Blutergüße durch den relativ dikken Weichteilmantel maskiert. Paraossale Hämatome sind in dieser Tiefe mit 5 MHz-Schallköpfen besser darstellbar als mit höherfrequenten Scannern (Abb. 2). Linearschallköpfe eignen sich besser als Sektorschallköpfe für eine längerstreckige Darstellung anatomischer Strukturen. Die Untersuchung erfolgt am liegenden Patienten bei entspannter Muskulatur. Kleine Faserrisse führen zu einem lokalen Ödem und zeigen im Schallbild eine diffuse Grauwerterhöhung und je nach Ausmaß des Ödems eine Aufspreizung der Septen. Diffuse Einblutungen sind hingegen durch ein echoärmeres Zentrum mit diffuser Abgrenzung zur Muskelmasse gekennzeichnet. Das frische Hämatom mit

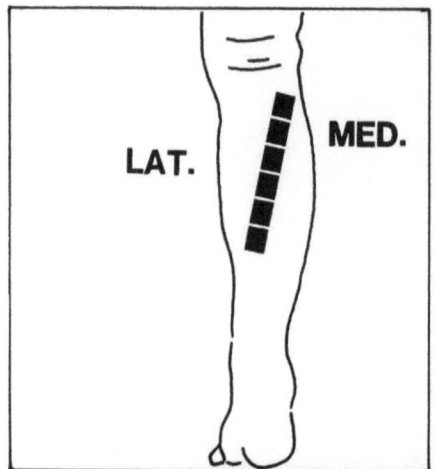

**Abb. 5.** Frisches ausgedehntes Hämatom im Caput mediale des M. gastrocnemius („tennis leg"), (*H* Hämatom, *CM* Caput mediale, *LAT* laterale, *MED* mediale)

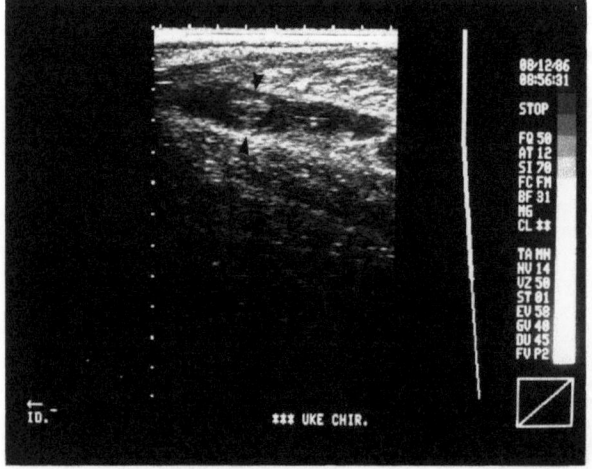
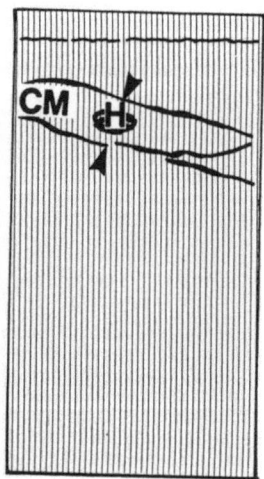

einer zentralen Höhlenbildung ist mit seinem reflexarmen Kern gut gegen das Umfeld abgrenzbar und im Inneren mit schneeflockenartigen, echoreichen Binnenechos durchsetzt [2], (Abb. 3). Bei Quadrizepssehnenabrissen wird der Defekt kranial der Kniescheibe mit einem Hämatom aufgefüllt und die normalerweise zu erkennende Längsstrukurierung der Fasern im Echobild aufgehoben. Am Unterschenkel stellt sich nach Quetschungen oder Frakturen häufiger die Frage der Druckerhöhung in den Logen. Als unblutige Methode kann mit der Sonographie zwar keine Aussage über eine Drucksteigerung gemacht werden, die Beurteilung der oberflächlichen Kompartimente ist aber auf Grund der charakteristischen Veränderungen des Muskelbinnenechos (Strukturverlust) und einer zunehmenden Distanz zwischen den Septen als Verlaufskontrolle im Sinne einer Trendanalyse durchaus verwertbar (Abb. 4).

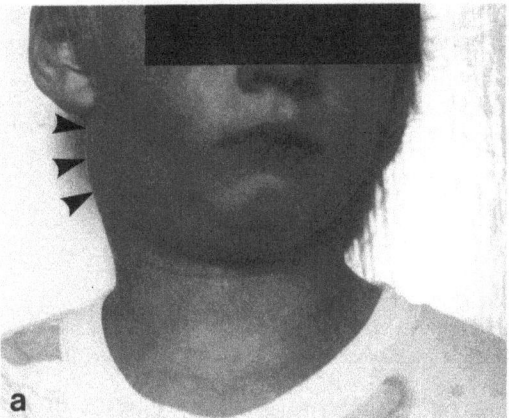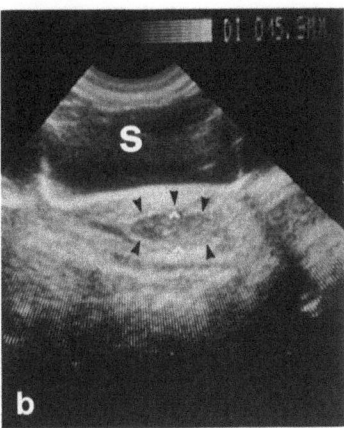

**Abb. 6a, b.** Sonographie Hals-Längsschnitt. **a** Klinischer Befund nach stumpfen Trauma der rechten Halsseite mit deutlicher Schwellung. **b** Sonographisches Korrelat mit Darstellung eines Hämatoms in der Karotisgabel (*Pfeilspitzen* Hämatom, *S* Schallkopf)

Eine weitere, häufigere Fragestellung ist bei Tennisspielern die Frage nach dem Ausmaß eines Muskelfaserrisses des medialen M. gastrocnemius („Tennis leg"). Einblutungen in die Muskulatur führen nach einem frischen Trauma zu einem schallarmen Binnenecho in der betroffenen Region, bzw. zu einem nahezu reflexfreien Bezirk bei einem umschriebenen Hämatom (Abb. 5).

Andere, noch seltenere Lokalisationen wie zum Beispiel ein stumpfes Trauma in der Halsregion (Beispiel: ein Kind bekommt beim Spielen eine Schaukelsitz gegen den Hals) sind ebenfalls der sonographischen Beurteilung zugänglich. Die Ultraschalluntersuchung erlaubt in wenigen Minuten eine objektivierbare Einschätzung der Verletzungsschwere und beeinflußt u. U. die Entscheidung ob eine stationäre Überwachung notwendig oder eine ambulante Befundkontrolle ausreichend ist (Abb. 6). Unabhängig von der Lokalisation findet eine Rückbildung des Befunds (Organisation) ihr Korrelat im Schallbild in Form einer Verkleinerung des betroffenen Bezirks mit einer z. T. vorübergehenden Dichtezunahme.

## Klinischer Stellenwert der Methode

Der sonographische Befund nach einem stumpfen Weichteiltrauma ist in Zweifelsfällen eine wertvolle Ergänzung der klinischen Befunde und hat unmittelbar Einfluß auf das Behandlungskonzept. Ohne Limitation erstreckt sich der Anwendungsbereich „vom Scheitel bis zur Sohle". Auch wenn bei den Muskelverletzungen die betroffenen Fasern nicht immer exakt anatomisch eingeordnet werden können, ist ein Substanzdefekt ab einer Größe von 1 cm sicher dokumentierbar. Strukturveränderungen finden ihren Niederschlag im veränderten Binnenecho. Die Untersuchung ist schmerz- und völlig nebenwirkungsfrei. Die Befunde sind im Sinne einer Verlaufskontrolle in kurzen Abständen zu reproduzieren und zu dokumentieren und ergänzen sinnvoll in Zweifelsfällen den erhobenen klinischen Befund.

## Literatur

1. Campani R, Pisani A, Benazzo F, Castelli C, Meroni L, Bavazzoni G (1985) Approcia alle tendopathie achillie neglie athletti quadri eccografici. Radiol Med 71:19-22
2. Fenkl A, Gotzen L (1990) Sonographische Diagnostik bei Weichteilverletzungen am Halte- und Bewegungsapparat. Acta Chir 25:89-100
3. Fornage BD, (1986) Sonography of muscles, tendons and other soft tissues of the extremities: Techniques and normal results. In: Otte R, Schwaars R (Hrsg) Ultraschalldiagnostik
4. Fornage BD (1987) The hypoechogenic normal tendon. A pitfall. J Ultrasound Med 6:19-22
5. Fornage BD, Touche DH, Raguet M, Segal PM (1982) Accidents musculaires du sportif. Nouv Presse Med 11:571-575
6. Fornage BD, Touche D, Segal PH, Rifkin MD (1983) Ultrasonography in the evaluation of muscular trauma. J Ultrasound Med 2:549-554
7. Groher W (1985) Verletzungen und Schäden der Skelettmuskulatur: Nomenklatur, Häufigkeit, Charakteristika. In: Franz IW, Mellerowicz H, Noack W (Hrsg) Training und Sport zur Prävention und Rehabilitation in der technisierten Umwelt. Springer, Berlin Heidelberg New York Tokyo S 130-135
8. Holst A, Thomas W (1988) Muskeln und Sehnen In: Graf R, Schuler P (Hrsg) Sonographie am Stütz- und Bewegungsapparat bei Erwachsenen und Kindern. Edition Medizin, Weinheim, S 279-328
9. Kramps HA, Lenschow E (1979) Einsatzmöglichkeiten der Ultraschalldiagnostik am Bewegungsapparat. Z Orthop 118:355-363
10. Pfister A, Pförringer W (1987) Ultraschalldiagnostik bei Weichteilverletzungen des Bewegungsapparates. Sportverletzungen-Sportschäden 2:91-95
11. Röhr E (1987) Muskelverletzungen am Oberschenkel. Sonographische Darstellung und Verlaufskontrollen. In: Stuhler T, Feige A, (Hrsg) Ultraschalldiagnostik des Bewegungsapparates. Springer, Berlin Heidelberg New York Tokyo S. 103-107
12. Woltering H, Frohberger U, Matthias H (1987) Muskelquerschnittsmessungen mittels Impulsechosonographie. Sportmed 38:100-107
13. Zuinen C, Calier L, Gaudissart JL (1980) L'échotomographie en traumatologie musculaire. Med Sport 6:54

## Innere Organe

# Sonographie beim stumpfen Bauchtrauma

J. V. WENING

Trotz der vom Gesetzgeber vorgeschriebenen Sicherheitsgurte und sog. „air bags" bei Personenkraftwagen gehört das stumpfe Bauchtrauma im Rahmen von Verkehrsunfällen immer noch zu den häufigen Verletzungen. Ein ausgefeiltes Rettungssystem in den Großstädten hat dazu geführt, daß 85% der Mehrfachverletzten und 65% der Patienten mit stumpfem Bauchtrauma bereits intubiert das nächstliegende Krankenhaus erreichen [22].

Diese sicher für den Verletzten primär positive Maßnahme führt jedoch dazu, daß bei der Erstuntersuchung im Krankenhaus nicht auf Angaben des Verletzten zurückgegriffen werden kann, sondern eine Fremdanamnese erhoben werden muß. Bei der klinischen Untersuchung wird zudem durch Relaxation eine bereits bestehende abdominelle Symptomatik leicht verschleiert. Während in den frühen 60er Jahren das Konzept der aggressiven diagnostischen Laparotomie bei Verdacht auf eine intraabdominelle Blutung verfolgt wurde, ist inzwischen eine mehr selektive Taktik zu verzeichnen [8, 12, 14, 19] (s. Abb. 1).

Zur Diagnostik wurden früher nach der klinischen Untersuchung die Lavage oder das Computertomogramm herangezogen. Die von Fiedler und Salomon erstmalig 1882 und 1906 beschriebene diagnostische Punktion von freier Flüssigkeit in der Bauchhöhle [5, 17] ist im deutschen Sprachraum in Vergessenheit geraten und kehrt erst mehr als 50 Jahre später nach einer Publikation von Root (1965) als Lavage wieder nach Europa zurück [16].

Eine ähnliche Entwicklung konnten wir bezüglich der Sonographie beim stumpfen Bauchtrauma beobachten. Berichte über Ultraschalldiagnostik bei abdominellen Erkrankungen reichen bis 1962 zurück, und man muß Namen wie Holm und Mortensen [9] aus Skandinavien und Howry und Bliss [10] aus den Vereinigten Staaten ebenso wie Gohr und Wedekind [6] aus Deutschland in Erinnerung rufen, die 1940 wesentliche Beiträge zur Entwicklung von Ultraschallgeräten geleistet haben.

Die Erfahrung in der Unfall- und Abdominalchirurgie haben das Verfahren inzwischen als unverzichtbaren Bestandteil der primären Diagnostik ausgewiesen [2, 15, 20]. Die Mobilität der Geräte und die schnelle Verfügbarkeit der Diagnose sprechen eindeutig für den Einsatz der Methode.

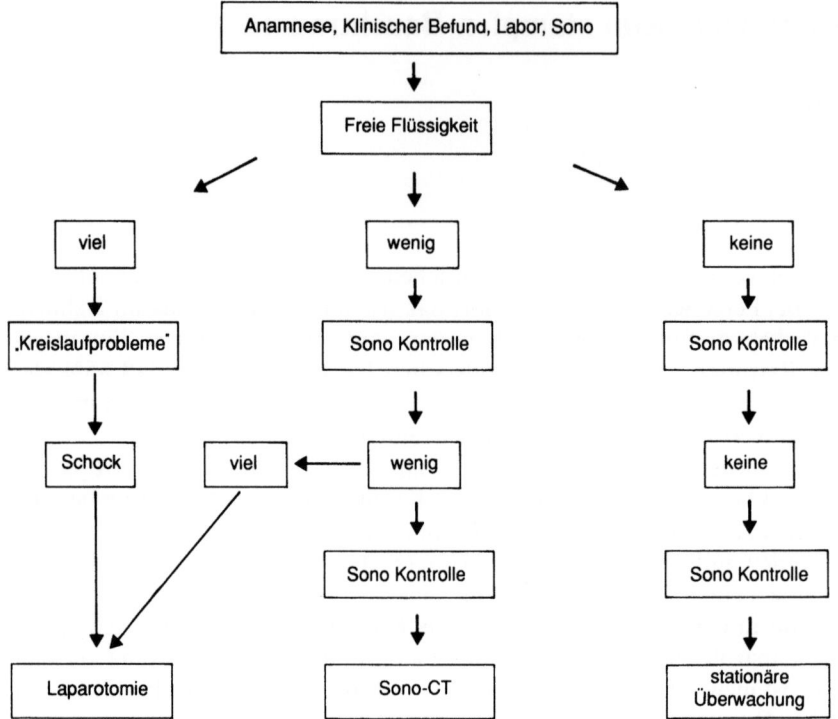

**Abb. 1.** Fließdiagramm: Behandlung beim stumpfen Bauchtrauma

## Untersuchungsgang

Der Patient liegt in Rückenlage (meistens Mehrfachverletzungen).

*Schallköpfe:* 3,5 MHz-Sektor- oder Linearschallkopf, 5-MHz-Sektor- oder Linearschallkopf.

*Schallkopfpositionen* siehe Abb. 2.

Beeinträchtigung durch: Meteorismus, Adipositas permagna, Hautemphysem, Rippenschallschatten, Voroperationen.

Bereits während die Beatmung des Verletzten durch den Narkosearzt kontrolliert wird, kann parallel – auch zu den Blutabnahmen – die abdominelle Sonographie erfolgen.

Die Untersuchung beginnt an der tiefsten Stelle, d. h. im Unterbauch mit Darstellung der Blase, *bevor* ein Dauerkatheter gelegt wird (Abb. 3)! Die Blase dient als Schallfenster und ermöglicht durch Abgrenzung der Blasenwand von freier Flüssigkeit eine relativ exakte Angabe über das Volumen der freien

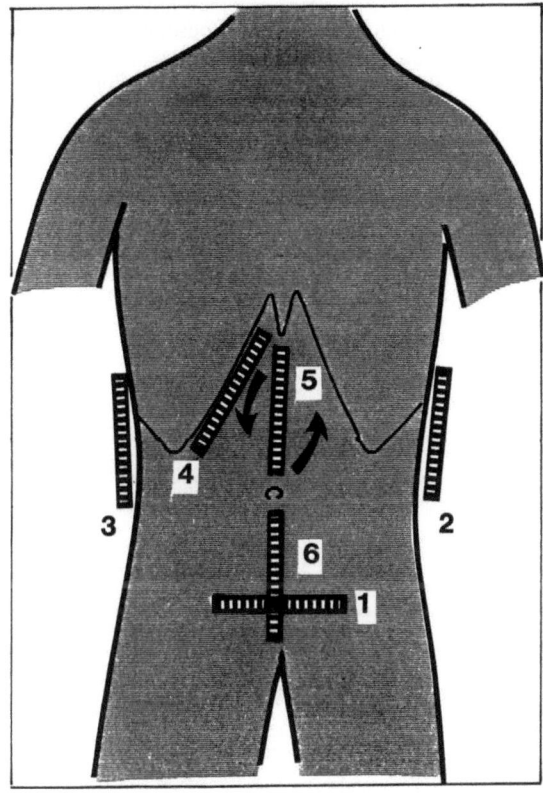

**Abb. 2.** Schallkopfpositionen beim stumpfen Bauchtrauma (Primärdiagnostik). *1* Suprasymphysärer Quer- und Längsschnitt: Blase, Douglas, *2* Linksseitiger thorakoabdomineller Längsschnitt: Niere, Milz, Zwerchfell, *3* Rechtsseitiger thorakoabdomineller Längsschnitt: Leber, Niere, „Morrison's pouch", hepatorenaler Winkel, *4* Parakostalschnitt rechts: Leberpforte, *5* Längs- und Querschnitt des Oberbauchs: Freie Flüssigkeit, *6* Längs- und Querschnitt des Unterbauchs: Freie Flüssigkeit

Flüssigkeit am tiefsten Punkt im kleinen Becken. Eine volle Blase drückt die Flüssigkeit aus dem Douglas an die seitliche Blasenwand, so daß auch lateral beiderseits eine Darstellung von freier Flüssigkeit möglich wird.

Die Aussage „freie Flüssigkeit" findet ihr Äquivalent in der Darstellung schallarmer, dunkler Areale im Sonographiebild, wobei der Terminus „reflexarmes Areal" bei fehlender Struktur eine Unterscheidung zwischen Blut, Abszeß und Aszites nicht erlaubt. In der Sekundärphase der Untersuchung kann durch aktivierte Blutgerinnung bereits eine Strukturierung im Hämatom erfolgen. Je nach Lokalisation wird die freie Flüssigkeit durch Organe begrenzt, deren Oberflächen als helle Randzonen schalldicht abgebildet werden.

Die Verletzungshäufigkeiten der einzelnen intraabdominellen Organe ist der Tabelle 1 zu entnehmen. Eine Milzverletzung ist die häufigste Ursache der intraabdominellen Blutung. Aus diesem Grund wird als nächste Region im körperparallelen, retroperitonealen Flankenschnitt die Region der Milz und linken Niere sowie des linken Zwerchfellschenkels sonographisch untersucht (Abb. 4). Unter Normalbedingungen liegt die Milz dem Zwerchfell und der Niere direkt an. Eine normale Milz sollte eine Größe von $4 \times 7 \times 11$ cm in der dreidimensionalen Messung nicht überschreiten. Das Organ kommt im Flan-

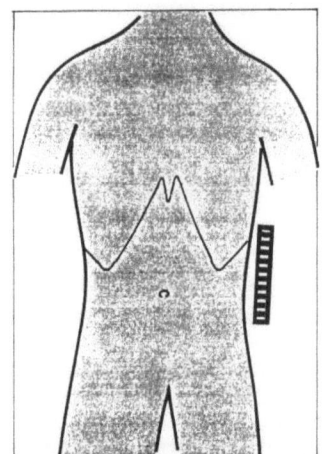

**Abb. 3a–c.** Paravesikuläre Flüssigkeitsansammlung. **a** Schallkopfposition, **b** Sonographische Darstellung, **c** Schema. (*B* volle Blase, *FF* freie Flüssigkeit, ▶ Ballon eines Dauerkatheters)

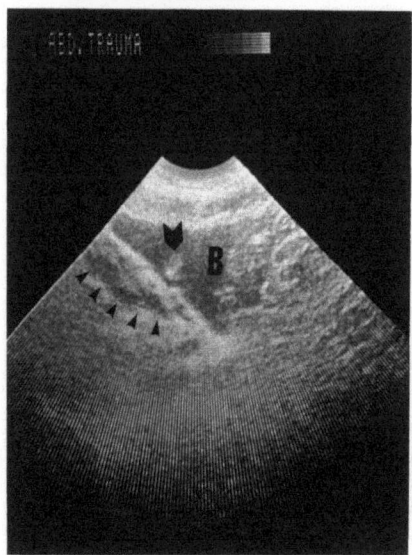

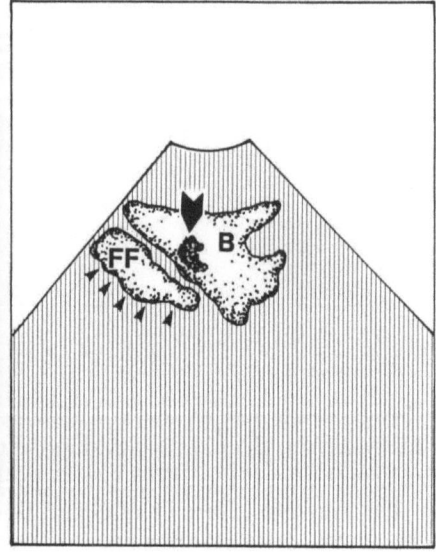

kenschnitt als halbmondförmiger parenchymatöser Körper zur Darstellung. Im Bereich der kleinen, konkaven Kurvatur werden Milzgefäße sichtbar. Während die Milzarterie nicht immer sofort einstellbar ist, kann die Vena lienalis unter günstigen Bedingungen bis zum Konfluenz über die Mittellinie verfolgt werden. Eine gesunde Milz ist im Schallbild echoarm und homogen, d. h. etwa gleich schalldicht wie das Nierenparenchym. Normvarianten (Lien lobatus, Organverplumpung, Nierenbuckel nach Infekten, Nebenmilzen und vergrößerte perisplenale Lymphknoten) müssen bei der Interpretation der Befunde berücksichtigt werden.

Sonographie beim stumpfen Bauchtrauma

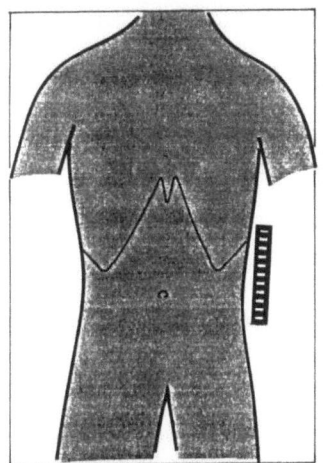

**Abb. 4.** Perisplenales Hämatom. (*NB* Nierenbecken, *NP* Nierenparenchym, *M* Milzparenchym, *H* perisplenales Hämatom)

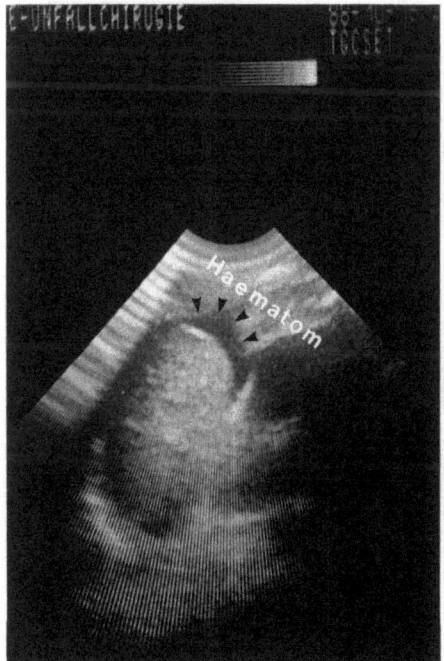
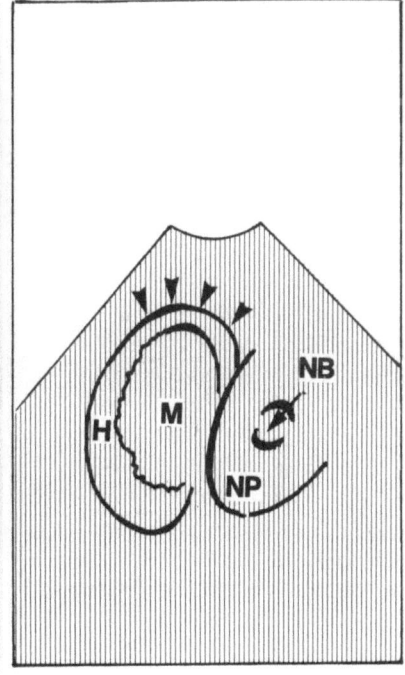

Ist es zu einer Milzruptur mit Einblutung gekommen, findet sich zwischen Zwerchfell und Milz entweder ein entsprechendes reflexarmes, sichelförmiges Areal oder eine keilförmige, kontrastarme Zone. Ein zweites klassisches Bild ist ein Flüssigkeitssaum um die gesamte Milz herum (s. Abb. 4). Der gewählte Untersuchungsmodus mit körperparalleler Schnittführung (Flankenschnitt) erlaubt gleichzeitig eine Beurteilung der linken Niere.

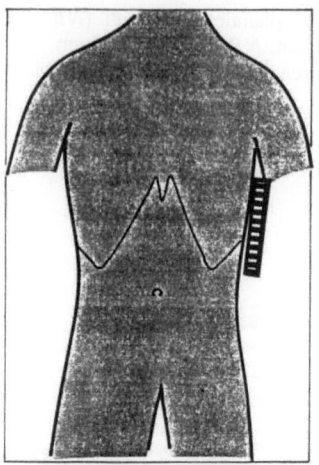

**Abb. 5.** Kleines, subkapsuläres Hämatom am unteren Milzpol (*M* Milz, *N* Niere, *H* Hämatom, *Doppelter Pfeil* Nierenkapsel, *Einfacher Pfeil* Milz, Hämatom)

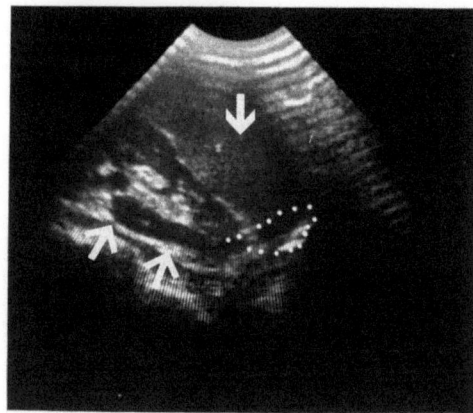 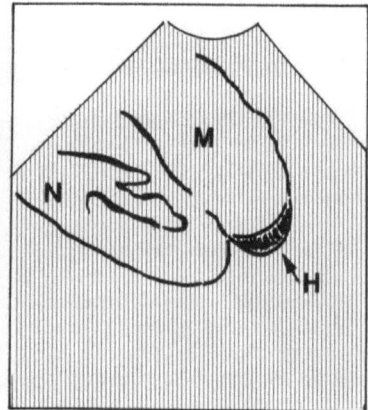

**Tabelle 1.** Abdominelle Verletzungen beim stumpfen Bauchtrauma (82 Laparotomien, UKE Hamburg)

|  | n | [%] |
|---|---|---|
| Milz | 37 | 52,9 |
| Retroperitoneales Hämatom | 39 | 57,4 |
| Leber | 27 | 38,9 |
| Niere | 18 | 26,5 |
| Mesenterium | 15 | 21,4 |
| Zwerchfell | 9 | 12,9 |
| Pankreas | 9 | 13,2 |
| Dünndarm | 8 | 11,4 |
| Dickdarm | 5 | 7,1 |
| Magen | 5 | 7,1 |
| Ureter | 1 | 1,5 |

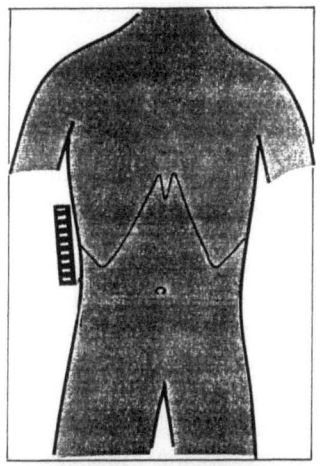

**Abb. 6.** Perirenales Hämatom (Längsschnitt retroperioneal in tiefer Inspiration) (*N* Nierenparenchym, *H* perirenales Hämatom)

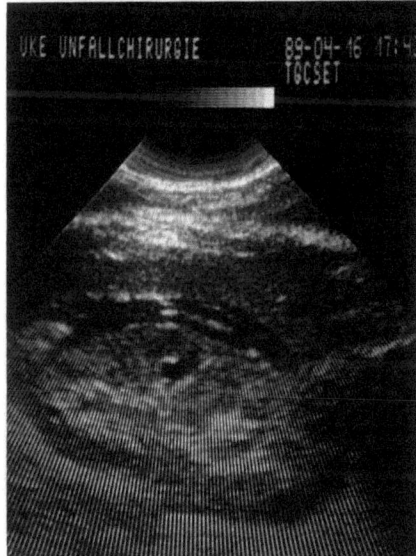
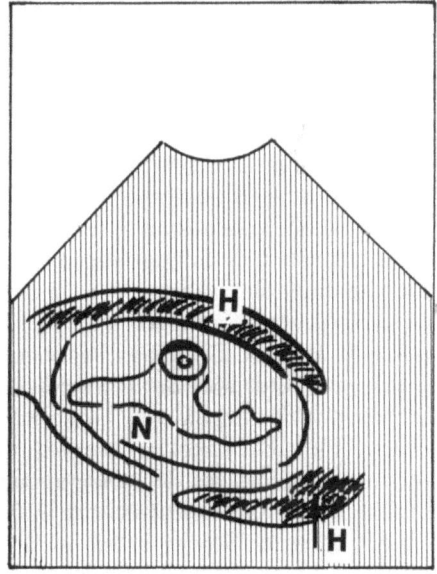

Auch hier kann bei einem Trauma um die gesamte Niere herum ein entsprechender Flüssigkeitssaum erkennbar werden. Zur Darstellung subkapsulärer Hämatome müssen sowohl der obere als auch der untere Nieren- und Milzpol eingesehen werden können (Abb. 5). Überlagerungen durch Schallschatten der Rippen lassen nicht immer eine Gesamtbeurteilung zu, so daß bei Intubierten unter Koordination mit dem Anästhesisten ein kurzer Atemstillstand in tiefer Inspiration ausgenutzt werden muß; hierbei drückt das Zwerchfell Milz und Niere unter dem Rippenbogen in das Schallfenster (Abb. 6). Parenchymläsionen sind nur sehr selten direkt im sonographischen Bild zu erkennen. Sickerblutungen aus kleinen Kapselläsionen finden aber nach angemessenen Zeitintervall immer ihren Niederschlag im Bild der freien Flüssigkeit, die aufgrund der Höhenunterschiede in der Bauchhöhle entweder parakolisch direkt in den Douglas-Raum oder unter dem Zwerchfell nach rechts abläuft. Daher findet man u. U. freie Flüssigkeit im rechten Oberbauch und Douglas-Raum, ohne daß linksseitig ein perisplenales oder perirenales Hämatom auftreten muß.

Das zweithäufigste Organ, das nach einer Verletzung erhebliche Blutungen verursachen kann, ist die Leber. Aus diesem Grund wird als nächste Region der rechte Oberbauch mit der Leber und der rechten Niere in verschiedenen Schnitten dargestellt. Wie auch in allen anderen Bereichen versucht man eine Organdarstellung in 2 Ebenen, d. h. längs und quer. Ist vom Flankenschnitt aus in der Körperachse aufgrund von Rippenschatten keine Übersicht zu gewinnen, versucht man durch Interkostalschnitte einen Überblick zu erzielen. Auch hierbei kann der provozierte Atemstillstand unter Intubationsbedingungen in Inspirationsstellung hilfreich sein. Bereits relativ kleine Flüssigkeitsmengen von 20–30 ml sind im sog. hepatorenalen Winkel („Morrison's pouch") sicher zu erkennen. Gleiches gilt für Flüssigkeitsmengen im Bereich der Leberpforte. Bei oberflächlichen Leberverletzungen gelten ähnliche Kriterien im sonographischen Bild wie bei der Milzverletzung. Kapselrisse von wenigen Millimeter Länge sind sonographisch nicht erfaßbar, während größere, klaffende, v-förmige Furchen bei differenzierter Untersuchung zu verifizieren sind. Intrahepatische Hämatome (hypodense, schallreflexarme, umschriebene Bezirke im Leberparenchym) müssen differenzialdiagnostisch gegen Abszesse, Tumoren oder Zysten abgewogen werden (Abb. 7). Schwierigkeiten bestehen auch im direkten Nachweis von Läsionen der Dick- und Dünndarmwand. An diesen Organen ist auch das indirekte Zeichen freier Flüssigkeit der richtungsweisende Befund. Dieselben Probleme treten bei Läsionen des Pankreas [7] (Pankreasfraktur über der Wirbelsäule, bei Überstreckungsmechanismen und Duodenalverletzungen) auf. Diese Bereiche müssen in der zweiten Phase der Diagnostik subtil abgeklärt werden. Der direkte Nachweis einer Zwerchfellverletzung gelingt bei der orientierenden Untersuchung nur bei erheblichen Defekten oder Organverlagerung in den Thorax.

Als nächster Schritt haben sich ein Oberbauchlängs- und -querschnitt sowie ein Unterbauchlängs- und -querschnitt bewährt, bei dem trotz eventuell bestehender Gasüberlagerung geringe Flüssigkeitsmengen zwischen den Darmschlingen nachgewiesen werden können. Bei ausgedehnten intraabdominellen freien Volumina entsteht das klassische sonographische Bild schwimmender Dünndarmschlingen, bei denen man unter Real-time-Bedingungen die Peristaltik verfolgen kann (Abb. 8).

Läßt sich unter den bisher durchgeführten Untersuchungsschritten keine freie Flüssigkeit nachweisen, wird mit der Röntgendiagnostik begonnen. Dringend empfohlen werden muß bei Blutdruckschwankungen oder laborchemischen Hinweis für einen Blutverlust eine umgehende, erneute sonographische Kontrolle der oben genannten Bezirke.

Bei unauffälligem Verlauf erfolgt die nächste sonographische Kontrolle nach Abschluß der Röntgendiagnostik. Von entscheidender Bedeutung ist die

Sonographie beim stumpfen Bauchtrauma 79

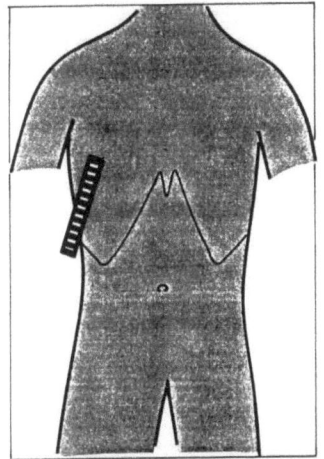

**Abb. 7.** Intrahepatisches Hämatom im kranialen Längsschnitt (*Z* Zwerchfell, *LP* Leberparenchym, *A* Artefakt, *H* Hämatom)

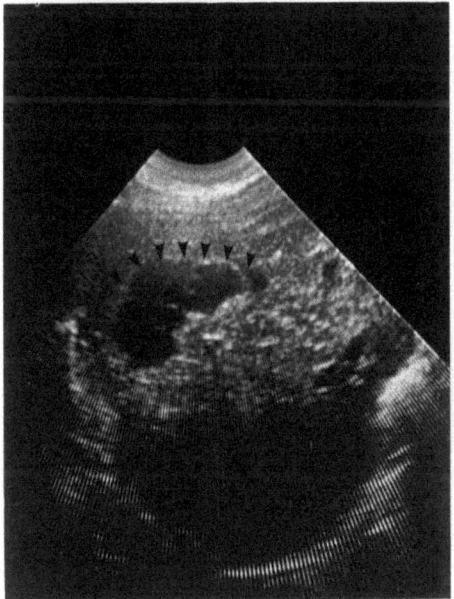
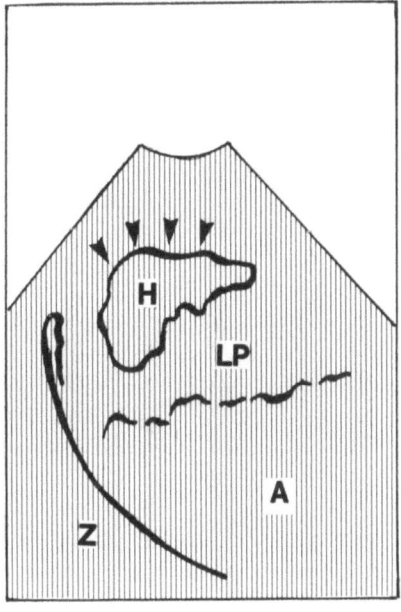

Wiederholung der Untersuchung in kurzen Intervallen. Wie jede andere bildgebende Methode auch kann der Ultraschall nur Auskunft über den aktuellen Stand zum Untersuchungszeitpunkt geben. Dies stellt die Sonographie dem Computertomogramm gleich. Unbestreitbarer Vorteil ist, daß der Patient nicht zum Gerät sondern das Gerät zum Patient transportiert wird. Wichtig erscheint uns eine Bilddokumentation mit Zeitangabe der Untersuchung, damit der Befund von einem Kollegen anhand der Vergleichsdaten nachvollzogen werden kann. Kontrollsonographien sollen als Verlaufskontrolle auf der Intensivstation fortgesetzt werden. Ein starres Zeitschema, nach dem diese Verlaufs-

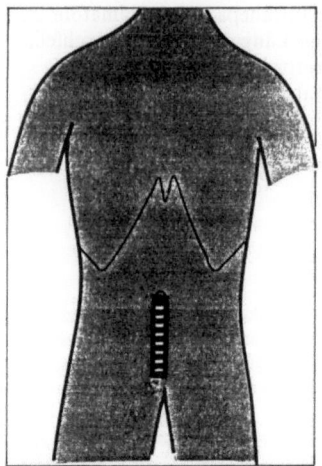

**Abb. 8.** Frei schwimmende Dünndarmschlingen im Unterbauch (*Pfeilspitzen* Dünndarmmesenterium, orthograd getroffene Dünndarmschlinge)

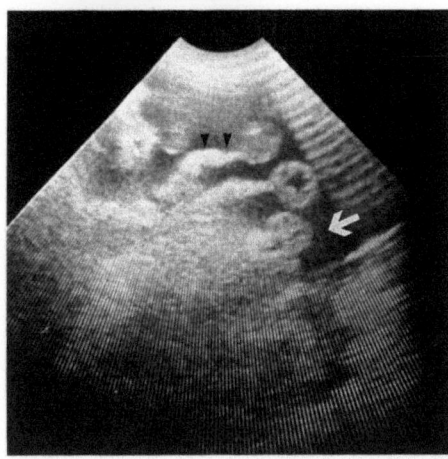
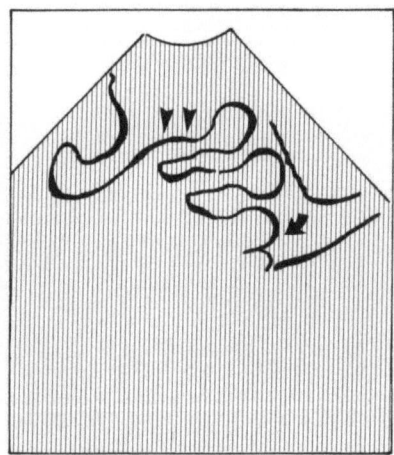

untersuchungen durchgeführt werden müssen, ist nicht sinnvoll und im Ablauf der Ereignisse kaum einzuhalten. Die Zeitintervalle werden im wesentlichen vom Verletzungsmuster und der Schwere des Traumas bestimmt. In Erinnerung gerufen werden muß, daß sekundäre Milzrupturen auch nach Monaten noch auftreten können.

## Klinischer Stellenwert

Aus dem klinischen Bereich liegen ausreichende Vergleichsuntersuchungen zwischen Ultraschall, Lavage und Computertomogramm mit Angaben einer Sensitivität, Spezifität und Genauigkeit von über 90% bezogen auf freie Flüssigkeit beim stumpfen Bauchtrauma vor, so daß alle klinischen Erfahrungen für die Sonographie als primäres Diagnostikum bei Patienten mit stumpfen

Bauchtrauma sprechen [1, 18, 21, 23]. Die ist besonders wichtig, da über die Peritoneallavage bzw. -punktion nach Angaben der Literatur immerhin mit einer Komplikationsrate (Organperforation) bis zu 8% berichtet wird und sowohl falsch-positive als auch falsch-negative (8,5%) Befunde nicht immer zur Klärung der Situation beitragen [11, 12]. An Kliniken, an denen bisher keine chirurgische Sonographie betrieben wurde, empfiehlt es sich für den Anfänger, eine orientierende Sonographie durchzuführen, die dann durch eine Lavage kontrolliert wird. Unter Infusion der Flüssigkeit kann sonographisch das intraabdominell infundierte Volumen kontrolliert werden, so daß sich der Untersucher eine Vorstellung über die auftretenden Flüssigkeitsmengen machen kann.

Eine Operationsindikation beim sonographischen Nachweis freier intraabdomineller Flüssigkeit ergibt sich aus der kritischen Wertung der vorhandenen Informationen. Entscheidender Parameter für die sofortige Laparatomie unter Notfallbedingungen sind die Kreislaufverhältnisse. Bei stabilem Kreislauf und geringem Flüssigkeitsnachweis kann die differenzierte sonographische Organdiagnostik angeschlossen werden. Während die orientierende Untersuchung nur wenige Minuten in Anspruch nimmt, muß für eine eingehende Untersuchung mit einem Zeitaufwand von 15 min gerechnet werden. Ist bei Kombinationsverletzungen (Schädelhirntrauma) ein CCT notwendig, bietet sich die Fortsetzung der abdominellen Diagnostik mit Kontrastmittelgabe im Computertomogramm mit der besonderen Fragestellung Pankreas-, Duodenal- oder anderer Hohlorganverletzung an. Sind keine Organläsionen nachweisbar, ist bei engmaschiger klinisch-sonographischer Verlaufskontrolle (Intensivstation) eine konservative Behandlung möglich [3, 4].

## Literatur

1. Bouillon B, Schweins M, Steffens H, Tiling T (1988) Ultrasound in blunt abdominal trauma. Surg Endosc 2:133–134
2. Dock W, Grabenwöger F, Pinterits F, Ittner G (1988) Sonographie des Abdomens beim Polytraumatisierten: Wert der Methode Unfallchirurg 91:185–188
3. Douglas GJ, Simpson JS (1971) The conservative management of splenic trauma J Pediatr Surg 6:565–570
4. Eni SH, Skandling B, Simpson JS (1978) Nonoperative management of traumatized spleen in children – how and why – J Pediatr Surg 13:117–119
5. Fiedler R (1882) Punktion der Bauchhöhle Volkmanns Vorträge 125:25–18
6. Gohr H, Wedekind T (1940) Der Ultraschall in der Medizin. Klin Wochenschr 19:25–29
7. Großner D, Wening JV, Thoma G (1986) Pankreasverletzungen beim Polytrauma. Hefte Unfallheilkd 181:525–528
8. Gruennagel HH (1984) Die Belastbarkeit nach stumpfen Bauchtraumen in ihrer Bedeutung für Operationsindikation- und Taktik. Langenbecks Arch Chir 364:89m–94
9. Holm HH, Mortensen T (1968) Ultrasonic scanning in diagnosis of abdominal disease. Acta Chir Scand 134:2333–341
10. Howy DM, Bliss WR (1952) Ultrasonic visualization of soft tissue structures of the body. Ind Res Univ (Denver) 2:579–592

11. Kern E (1988) Über die Wertigkeit der Peritoneallavage. Langenbecks Arch Chir 373:201
12. Kremer K, Sailer M (1971) Dringlichkeitsfragen bei der Erstversorgung kombinierter und Mehrfachverletzungen. Langenbecks Arch Chir 329:61–67
13. O'Malley VP (1986) Diagnostic peritoneal lavage in blunt abdominal trauma. Br J Clin Pract 40/3:111–113
14. Parks TG (1986) Assessment and management of the injured abdomen. Postgrad Med J 62:155–158
15. Peiper HJ, Schmid A, Steffens H, Tiling T (1987) Ultraschalldiagnostik beim akuten Abdomen und stumpfen Bauchtrauma. Chirurg 58:189–198
16. Root HD, Hauser CW, Mc Kinley, RC (1965) Diagnostic peritoneal lavage in blunt abdominal trauma. Surgery 97:633–637
17. Salomon H (1906) Die diagnostische Punktion des Bauches. Berl Klin Wochenschr 43–45
18. Strittmatter B, Lausen M, Salm R, Kohlberger E (1988) Die Wertigkeit der Schalldiagnostik beim stumpfen Bauch- und Thoraxtrauma. Langenbecks Arch Chir 373:202–205
19. Trede M, Kersting KH (1978) Abdominalverletzungen beim Polytraumatisierten. Chirurg 49:672–678
20. Wening JV (1989) Evaluation of ultrasound, lavage and computed tomography in blunt abdominal trauma. Surg Endosc 3:152–158
21. Wening JV, Meenen N, Jungbluth KH, Langendorff HU (1989) Ultrasound – reliable diagnostic approach to blunt abdominal trauma. Proc 33rd World Congress of Surgery, Toronto
22. Werner C (1990) Abdominalverletzungen im Rahmen eines Polytraumas. Dissertation, Fachbereich Medizin Universität Hamburg
23. Wippermann BW, Hoffmann R (1989) Abdominal- u. Thoraxtrauma, Sonographische Technik, Management und Befunde. Hefte Unfallheilkd 207:413–414

# Die transösophageale Doppler-Echokardiographie als neues Verfahren in der Sonographie des Thoraxtraumas

N. ROEWER, F. BEDNARZ, J. SCHULTE AM ESCH

Die Früherkennung von Verletzungen des Herzens und der großen herznahen Gefäße ist für die Prognose thoraxtraumatisierter Patienten von eminenter Bedeutung. Diese vital bedrohlichen Folgen einer stumpfen oder penetrierenden Thoraxverletzung sind mit einer extrem hohen Mortalität behaftet [8, 41]. Das stumpfe Thoraxtrauma führt in Abhängigkeit von der Schwere des Traumas und den Begleitverletzungen in 6–75% der Fälle zu einer Mitbeteiligung des Herzens [52, 60]. Diese kann von der Herzkontusion bis zur Klappenverletzung und Ventrikelruptur reichen. Die am häufigsten auftretende und wohl auch schwerwiegendste Gefäßverletzung ist die traumatische Aortenruptur [21]. Am Unfallort sterben bereits 85% der Patienten mit traumatischer Aortenverletzung. Von den restlichen 15%, die die Klinik erreichen, sterben 30% am ersten Tag und weitere 30% innerhalb der nächsten 7 Tage [8]. Jeder in die Behandlung Unfallverletzter involvierte Arzt muß die Möglichkeit derartiger Verletzungen berücksichtigen, um rechtzeitig die erforderlichen diagnostischen und therapeutischen Schritte einleiten zu können. Dabei gilt es, durch frühzeitige Diagnostik zu vermeiden, daß der richtige Zeitpunkt für eine etwaige Operation versäumt wird.

Als bettseitig und sofort einsetzbare Methode hat die Sonographie in jüngster Zeit in der Akutdiagnostik und Verlaufskontrolle von traumatisierten Patienten zunehmend Bedeutung erlangt. Die sonographische Beurteilung von Herz und herznahen Gefäßen erfolgte bislang mittels *transkutaner* bzw. *transthorakaler* Anlotung. In 10–20% aller transthorakalen sonographischen Herzuntersuchungen ist der diagnostische Wert der Untersuchung jedoch durch Thoraxdeformitäten, Adipositas und Lungenemphysem eingeschränkt [20]. Hinzu kommen Beeinträchtigungen der Echoqualität durch die Spontanatmung, infolge Überlagerung des Herzens durch die Lunge vor allem in der inspiratorischen Phase. Bei thorax- bzw. polytraumatisierten und daher fast ausschließlich *beatmeten* Patienten ist die Interposition von Lungengewebe die Hauptursache für eine unzureichende Echoqualität. Bei beatmeten Patienten ist die transthorakale sonographische Herzuntersuchung daher fast immer erschwert und oft gar nicht praktikabel. Eine zusätzliche Blähung der Lunge durch PEEP-Beatmung macht eine sonographische Beurteilung bei fast allen diesen Patienten unmöglich.

Die Einführung der transösophagealen Eckokardiographie bedeutete einen entscheidenden Fortschritt in Richtung auf einen breiten Einsatz sonographischer Techniken (Tabelle 1) bei beatmeten Patienten [28, 73, 78]. Diese sensitive und risikoarme Methode zur direkten Beurteilung von Herzfunktion und -morphologie stellt schon heute eine nützliche Alternative und Ergänzung

**Tabelle 1.** Kardiologische Ultraschallverfahren

---

*Technik:*
Echokardiographie                Eindimensional (M-Mode)
                                         Zweidimensional (2D)
Doppler-Verfahren               Kontinuierlich
                                         Gepulst
                                         Farbig kodiert (Farb-Doppler)

*Zugang:*
transthorakal/transkutan (konventionell)
transösophageal

*Meßgrößen:*
Füllungsvolumina
Kontraktionsablauf (Wandbewegungen)
Kontraktilität (endsystolische Druck-Durchmesser-Beziehung)
Schlag- und Herzzeitvolumen
Ejektionsfraktion (Verkürzungsfraktion)
Klappenfunktion
Emboliedetektion

---

sowohl zur konventionellen Echokardiographie als auch zu invasiven Verfahren dar [20, 30]. Die direkte und unmittelbare Bestimmung der Ventrikelvolumina und -bewegungen mittels *Echokardiographie* (s. Tabelle 1) gestattet eine bessere Beurteilung des Füllungszustandes und der Pumpfunktion des Herzens, als dies mit Druckmessungen möglich ist. Neben der Morphologie und Funktion des Herzens kann heute unter Einbeziehung der *Doppler-Technik* auch die Blutflußgeschwindigkeit und Blutflußrichtung im Herzen und in den großen herznahen Gefäßen auf nichtinvasivem Wege analysiert werden [55, 65, 67]. Schwerpunktmäßig eingesetzt wird die transösophageale Doppler-Echokardiographie (TDE) heute schon bei beatmeten Intensivpatienten sowie im operativen Bereich zur Überwachung von kardialen Risikopatienten [9, 13, 27, 30, 34, 43, 48, 51, 62, 64]. In der Kardiologie wird diese Technik auch bei bewußtseinsklaren bzw. nichtbeatmeten Patienten eingesetzt, um bei speziellen Fragestellungen die diagnostische Ausbeute zu erhöhen [20, 30]. Dies wird einerseits durch die Gewinnung zusätzlicher Schnittebenen und andererseits durch ein besseres Auflösungsvermögen infolge der unmittelbaren Nähe des Ultraschallsenders zum Zielorgan erreicht.

## Methode und Untersuchungstechnik

Die ersten Berichte über Versuche, das Herz und die Aorta vom Ösophagus aus zu sonographieren, stammen bereits aus den 70er Jahren [11, 17, 22, 36, 76]. Für die transösophageale Anlotung wurden sowohl Doppler- als auch echokardiographische Techniken verwandt und dabei lineare, zweidimensionale oder mechanisch rotierende Scanner eingesetzt. In den mechanischen

Systemen erfolgte die akustische Ankoppelung an der Ösophaguswand durch ein ölgefülltes Polster über den Transducer. Wegen der zu großen Wärmebildung, insuffizienter Fixierung und/oder inadäquater Größe des Schallkopfs fanden diese Sonden zunächst keinen Eingang in die Klinik. Erst die Miniaturisierung der Schallköpfe durch Verwendung von Phased-array-Scannern und der Einbau dieser Schallköpfe in flexible Gastroskope brachten den entscheidenden Durchbruch für die Klinik. Die Entwicklung dieser transösophagealen Sonden sowie die ersten klinischen Ergebnisse wurden publiziert von Hanrath et al. [29] und Souquet et al. [78].

Die heute in der Klinik eingesetzten Schallsonden können zumeist an herkömmliche Ultraschallgeräte angeschlossen werden, die in der Lage sind, sowohl ein- und zweidimensionale Echoregistrierungen als auch Einstrahl-Doppler-Messungen (gepulst, kontinuierlich) durchzuführen. Die zweidimensionale echokardiographische Darstellung des Herzens erfolgt heute für gewöhnlich durch den Einsatz elektronischer Sektorscanner, sog. „phased arrays", die fächer- bzw. sektorförmige Querschnittsbilder bis zu einem Winkel von 90° aufbauen. Dabei handelt es sich um ein Echtzeit (Real-time)-Verfahren mit einer Bilderzeugungsfrequenz von $30\ s^{-1}$. Lineare Sektorscanner, die überwiegend im Bereich der nichtkardialen Diagnostik eingesetzt werden, haben sich bei der transthorakalen Sonographie als ungeeignet erwiesen, da ein Mißverhältnis zwischen dem normalerweise großen Schallkopf und dem durch die Rippen bedingten kleinen Echofenster besteht. Im Gegensatz zu den herkömmlichen Einstrahl-Doppler-Verfahren handelt es sich bei der in jüngster Zeit zunehmend eingesetzten farbkodierten Doppler-Analyse um ein Flächen-Doppler-System, das als qualitatives diagnostisches Verfahren die Blutflußgeschwindigkeit und Blutflußrichtung in Farbe dem schwarzweißen zweidimensionalen Bild überlagert wird [72]. Alle genannten Ultraschallverfahren (s. Tabelle 1) stellen heute Routineverfahren in der morphologischen und funktionellen Diagnostik kardiovaskulärer Erkrankungen dar und können auch mit den heute zur Verfügung stehenden Ösophagusschallsonden kombiniert zur Anwendung kommen.

Das von uns seit 1986 eingesetzte flexible Echoskop (Durchmesser 10 mm) trägt an der Spitze einen 64-Element-phased-array-Sektorscanner (Abb. 1), der horizontale Sektorausschnitte von 90° liefert (Firma Hewlett Packard). Die kleinen Abmessungen des Schallkopfs (Breite 10 mm, Dicke 13 mm, Länge 26 mm) bei relativ hoher Schallelementanzahl bedeuten eine Risikoverminderung bei gleichzeitiger Optimierung des Auflösungsvermögens. Die aktive Schallkopffläche mißt nur 10·12 mm. Die Schallkopffrequenz beträgt 5 MHz. Die Schallebene liegt senkrecht zur Längsachse des Echoskops.

Beim intubierten bzw. beatmeten Patienten läßt sich die Sonde im Regelfall blind in den Ösophagus einführen. Der zeitliche Aufwand hierfür beträgt meist weniger als 20 s. Das Einführen der Schallsonde in den Ösophagus kann im Einzelfall erschwert sein. In solchen Fällen wird die Einführung der Sonde unter Zuhilfenahme des Laryngoskops erleichtert. Kommerziell erhältlich sind heute auch Schallsonden, die eine Plazierung des Schallkopfs unter endoskopischer Sicht ermöglichen (Firma Toshiba). Nachteile solcher Sonden sind der

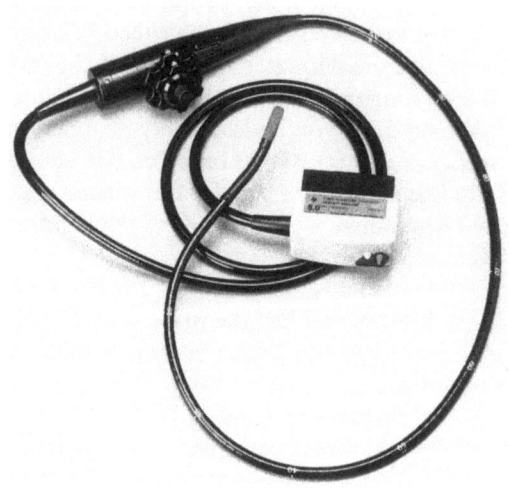

**Abb. 1.** Flexibles Echoskop mit Doppler-fähigem 5-MHz-Schallkopf (64 Schallelemente) an der Spitze

etwas größere Sondendurchmesser (2 mm) sowie der damit verbundene größere apparative Aufwand (z. B. Lichtquelle).

Unterschiedliche Echoschnittebenen [71] und Doppler-Anschallungspositionen [65] werden durch Translation und Rotation der Schallsonde sowie auch durch Angulation des Schallkopfs innerhalb der Speiseröhre erzielt. Um die transösophageal abgeleiteten echokardiographischen Schnittbilder hinsichtlich ihrer kardialen Topographie richtig interpretieren zu können, muß berücksichtigt werden, daß der phased-array-Schallkopf normalerweise nur die Darstellung horizontaler Schnittbilder erlaubt. Die Untersuchung sollte nach einem standardisierten Ablauf mit standardisierten Schnittebenen bzw. -bildern erfolgen. Die räumliche Orientierung erfolgt anhand bekannter anatomischer Strukturen und anhand der Untersuchungstiefe, gemessen von der unteren Zahnreihe. Im Vergleich zur konventionellen transthorakalen Echokardiographie ist die transösophageale Technik methodisch weniger aufwendig und daher auch vom Nichtkardiologen in relativ kurzer Zeit erlernbar.

Nach Einführung der Schallsonde in den Ösophagus bis zu einer Tiefe von 35–40 cm wird als erste Leitstruktur die Aorta ascendens in Höhe der Aortenwurzel erkennbar (Position 1 in Abb. 2). Diese Einstellung eignet sich speziell zur Beurteilung der Morphologie der Aortenklappe, die in ihrer normalen trikuspiden Form besonders deutlich sichtbar ist (Abb. 3). Durch Drehung des Echoskops im Gegenuhrzeigersinn um etwa 20° und weitere Translation der Sonde um 1–2 cm wird das linke Herz in einer Ebene angeschnitten, die schräg zur Längsachse des linken Ventrikels verläuft (Position 2 in Abb. 2). Diese Schnittebene eignet sich zur Beurteilung des Mitralklappenapparats unter Einschluß der Segel, Sehnenfäden und Papillarmuskeln (Abb. 3). Darüberhinaus ermöglicht diese Einstellung, neben der Erkennung linksatrialer Strukturen wie Thromben oder Tumoren, die Messung des transmitralen Flusses, d. h. die Doppler-echokardiographische Bestimmung des Herzminutenvolumens [67].

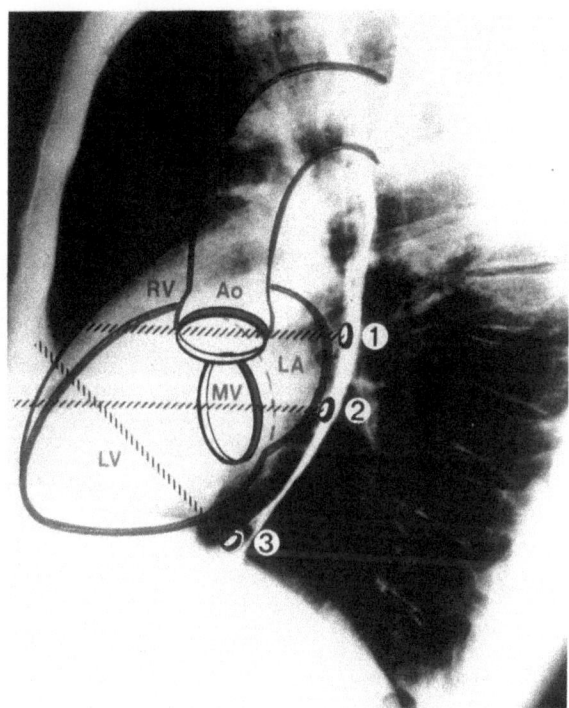

**Abb. 2.** Halbschematischer Röntgenthorax (laterale Bariumbreischluckaufnahme) mit Konfiguration der Herzstrukturen. Drei ösophageale Schallkopfpositionen sind mit den Nummern 1–3 gekennzeichnet. Position 3 wird üblicherweise zur Funktionsanalyse des linken Ventrikels herangezogen (*Ao* Aorta, *LA* linker Vorhof, *LV* linker Ventrikel, *RV* rechter Ventrikel, *MV* Mitralklappe)

Da der Ösophagus in seinem distalen Drittel parallel zur Längsachse des linken Ventrikels verläuft (Abb. 2), kann durch weiteres Vorschieben der Schallsonde von der oben genannten Vorhofposition aus ein Querschnittsbild in Höhe der Papillarmuskeln erzeugt werden (Position 3 in Abb. 2). Die Schnittebene (Abb. 3) ist die standardmäßige Darstellung des linken Ventrikels und eignet sich besonders zur Funktionsanalyse des linken Ventrikels. Mit dieser Anlotung lassen sich durch die Bestimmung verschiedener Dopplerechokardiographischer Meßgrößen die wesentlichen Determinanten der Herzfunktion (Vorlast, Nachlast, Inotropie, Pumpfunktion, Myokardperfusion) erfassen bzw. abschätzen. In Einzelfällen ist eine transgastrale Anlotung erforderlich, wenn bei zu steiler Herzachse keine echten Querschnittsbilder vom linken Ventrikel gewonnen werden können.

Rotiert man die Schallsonde von der letztgenannten Position aus im Uhrzeigersinn um etwa 40°, so erhält man beim Rückzug der Sonde ein Querschnittsbild vom rechten Ventrikel und bei nochmaligem Rückzug auch Bilder von beiden Vorhöfen mit Darstellung des intraatrialen Septums. Diese Schnittebene mit Darstellung des rechten Herzens einschließlich seiner Ein- und Ausflußbahnen eignet sich zum intraoperativen Nachweis akuter embolischer Ereignisse. Durch leichte Abwinkelung des Schallkopfs aus dieser Anlotungsposition kann ein Vierkammerblick mit Darstellung auch der Trikuspidalklappe gewonnen werden. Durch weiteres Zurückziehen des Schallkopfs um

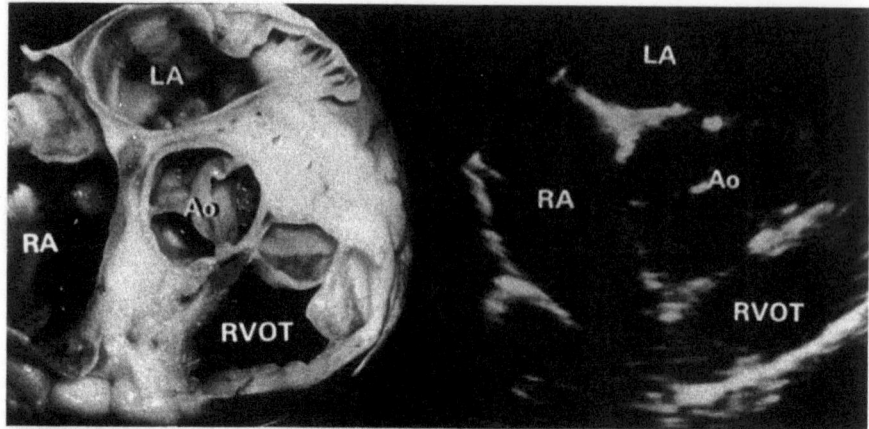

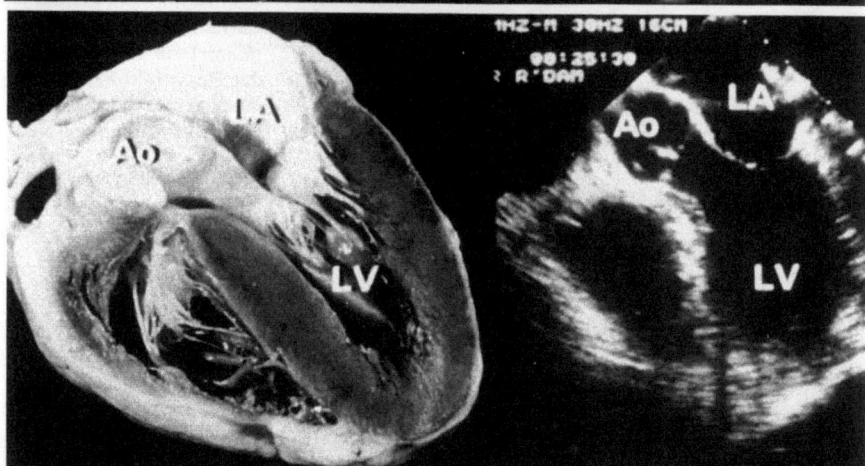

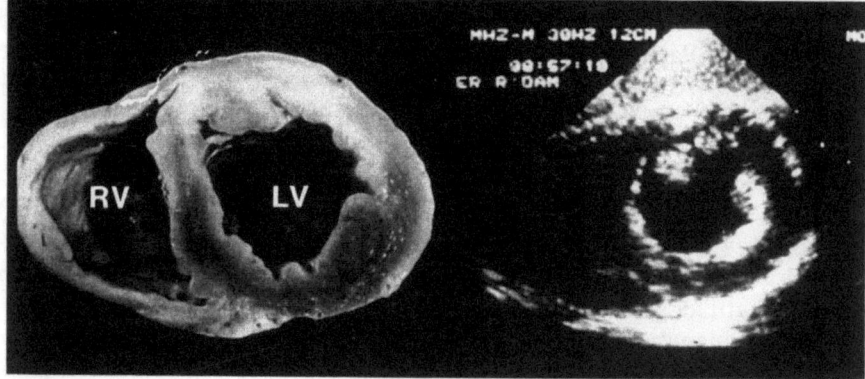

**Abb. 3. a** Anatomischer (*links*) und echokardiographischer Querschnitt in Höhe der Aortenklappe (*Ao*) sowie des rechten (*RA*) und linken (*LA*) Vorhof (*RVOT* rechtsventrikulärer Ausflußtrakt) (entspricht Position 1 in Abb. 2), **b** Anatomischer (*links*) und echokardiographischer schräger Längsschnitt durch den linken Ventrikel mit Darstellung der Mitralklappe (entspricht Position 2 in Abb. 2), **c** Anatomischer (*links*) und echokardiographischer (*rechts*) Querschnitt durch den linken Ventrikel (*LV*) und rechten Ventrikel (*RV*) in Höhe der Papillarmuskeln (entspricht Position 3 in Abb. 2). Die Papillarmuskeln projizieren sich in das kreisförmige Kavum des linken Ventrikels bei 11 und 4 Uhr

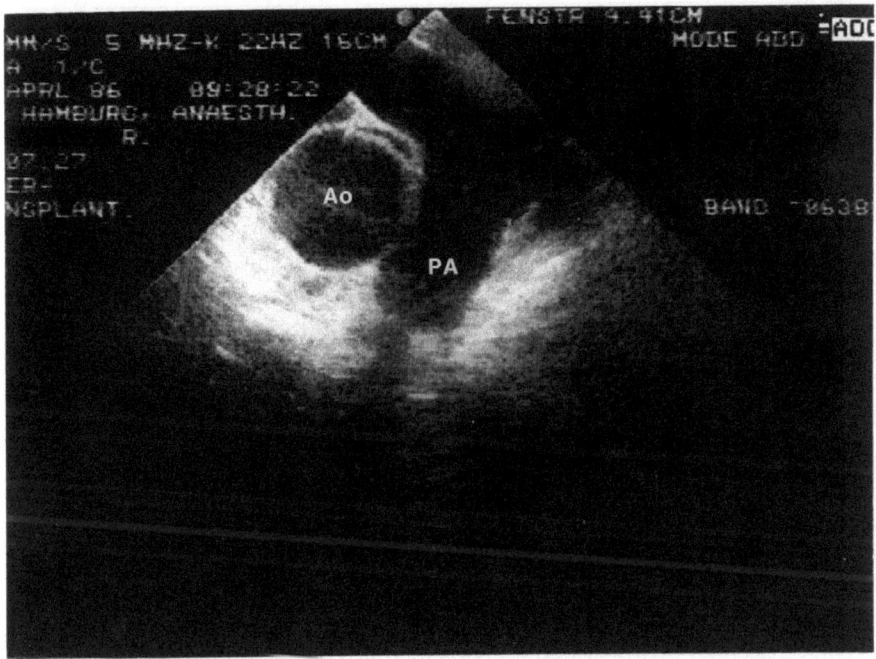

**Abb. 4.** TDE-Schnittbild des Herzens unmittelbar über der Aortenklappe. Abgebildet sind Hauptstamm und Bifurkation der Pulmonalarterie (*PA*) im Längsschnitt sowie die Aorta ascendens im Querschnitt (*Ao*)

etwa 2 cm und durch gleichzeitige Rotation im Gegenuhrzeigersinn um etwa 20° erreicht man eine Schnittebene mit Darstellung der großen herznahen Gefäße wie dem kaudalen Teil der aszendierenden Aorta (Darstellung im Querschnitt; Abb. 4) und der sich aufteilenden Pulmonalarterie (Darstellung im Längsschnitt; Abb. 4). Durch Drehung des Schallkopfs um fast 180° können Querschnittsbilder der Aorta descendens gewonnen werden. Der Verlauf der thorakalen Aorta descendens kann durch Translation der Sonde im Ösophagus verfolgt werden. Durch die Nähe der Speiseröhre zur Trachea und linkem Hauptbronchus kann der Aortenbogen nur in einem bestimmten Winkel partiell dargestellt werden. Eine Darstellung der kranialen Aorta aszendens ist nicht möglich. Das Auffinden der gewünschten Schnittebenen ist einfach und deren Interpretation auch durch den echokardiographisch nicht versierten Betrachter in relativ kurzer Zeit erlernbar.

Beim transösophagealen Vorschieben der Sonde sind prinzipiell alle bekannten Komplikationen der Ösophagusskopie denkbar. Möglich wäre vor allem eine Traumatisierung bzw. Perforation der Speiseröhre bei Patienten mit Speiseröhrendivertikel oder Ösophagusvarizen. Derartige Komplikationen sind im Zusammenhang mit dieser Methode bislang noch nicht beschrieben worden. Auch von uns wurden seit Einführung der TDE in unserer Abteilung vor etwa 5 Jahren schallsondenbedingte Komplikationen nicht beobachtet. Es wäre dennoch leichtsinnig, dieses Verfahren als risikolos einzustufen. Potentiell besteht die Möglichkeit – insbesondere bei Vollaussteuerung der Sendeenergie und langen Untersuchungszeiten – einer thermischen Schädigung des Ösophagus durch eine Überhitzung des Schallkopfs, speziell bei hypothermen Patienten. Um dem Rechnung zu tragen, sind die meisten der heute eingesetzten Echoskope mit einer Temperaturmeßeinheit ausgestattet, die bei einem Temperaturanstieg des Schallkopfs die Geräte ausschalten.

Bekannte oder vermutete Erkrankungen des Ösophagus (Divertikel, Strikturen, Varizen, Sklerodermie oder Entzündungen) sowie vorausgegangene Operationen und Bestrahlungen werden als Kontraindikationen einer TDE-Untersuchung ohne fiberoptische Sichtkontrolle angesehen. Eine Antikoagulatientherapie stellt keine absolute Kontraindikation dar.

## Nachweis von Verletzungen der Aorta

Das Hauptproblem traumatischer thorakaler Aortenaneurysmen und Dissektionen liegt in der Klinik nach wie vor in der rechtzeitigen Diagnose [40]. Auch heute noch sterben mehr Patienten an einem übersehenen Aortenaneurysma als an intra- oder postoperativen Problemen in Zusammenhang mit Aneurysmektomien. Nicht selten werden traumatische Aortenaneurysmen erst nach Monaten oder Jahren durch Zufall oder nach Einsetzen von Beschwerden entdeckt (Abb. 5). Dies betrifft zumeist Patienten, bei denen Verletzungen anderer Körperregionen völlig im Vordergrund standen und scheinbar kein Throraxtrauma vorlag. So weist immerhin jeder 5. Patient mit Aortenaneu-

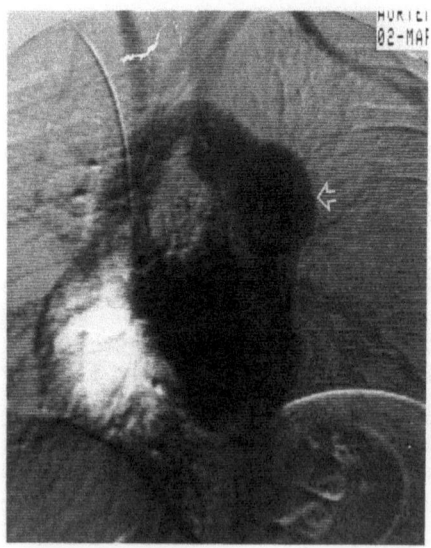

**Abb. 5.** Angiographische Darstellung (venöse digitale Subtraktionsangiographie) eines sakkulären Aneurysmas (*Pfeil*) im proximalen Bereich der Aorta descendens unmittelbar distal des Abgangs der A. subclavia sinistra. Das posttraumatische Aortenaneurysma wurde bei diesem 24jährigen Patienten erst 6 Jahre nach einem schweren Motorradunfall diagnostiziert. Der Patient erlitt seinerzeit ein Schädel-Hirn-Trauma und bot keinen Anhalt für ein Thoraxtrauma

**Tabelle 2.** Diagnose der Aortenruptur

*Krankheitszeichen:*
Heftiger Brust- oder Rückenschmerz (beim wachen Patienten)
Kollaps oder Schock

*Untersuchungen:*
Klinische Zeichen abhängig von Lokalisation der Dissektion und somit variabel:
– Aorteninsuffizienz
– Blutdruckdifferenz zwischen den Extremitäten
– Pulsationen des sternoklavikulären Gelenkes
– Oligurie
Labor: Hb/Hkt-Abfall
EKG: Infarktausschluß
Thoraxröntgen
Angiographische Verfahren (z. B. DSA)
Computertomographie
Ultraschall
– Transkutan
– Transösophageal (TEE)

rysma eine unauffällige Röntgenthoraxaufnahme auf [16]. Verletzungen der Aorta treten nur in seltenen Fällen isoliert auf. Meist handelt es sich um Patienten, die polytraumatisiert in die Klinik kommen [4]. Obwohl die statischen Angaben über die Häufigkeit von Traumatisierungen der Aorta schwanken, ist diese Verletzung keineswegs selten, was dadurch bestätigt wird, daß bei etwa 15% aller tödlichen Verkehrsunfälle eine Aortenruptur vorliegt [33, 49].

In der Diagnostik der Aortendissektionen wird die Aortenangiographie nach wie vor als das Verfahren der Wahl angesehen [1, 32, 79]. Polytraumatisierten Patienten, die häufig Funktionseinschränkungen von Herz und Niere aufweisen, ist jedoch die Angiographie als primäres Untersuchungsverfahren im Verdachtsfalle nicht immer zuzumuten. Bei der digitalen Subtraktionsangiographie und der Computertomographie [24, 26, 31, 49, 58], weniger invasiven Methoden mit guter Aussagekraft, werden ebenfalls nicht unbeträchtliche Kontrastmittelmengen benötigt [26, 54]. Hinzu kommt, daß sämtliche Verfahren – einschließlich der zunehmend eingesetzten Kernspinresonanztomographie [46, 85] – einen Patiententransport in diagnostische Spezialräume erfordern, der sehr zeitaufwendig und somit in der Akutversorgung des polytraumatisierten Patienten nicht möglich ist und so in der Reihenfolge diagnostischer Maßnahmen (Tabelle 2) hintangestellt wird. Andererseits ist die Früherfassung eines Aortenaneurysmas für die Prognose dieser Patienten von eminenter Bedeutung. 4 von 5 Patienten mit Aortenaneurysmen unterschiedlichster Genese, bei denen die Dissektion unerkannt bleibt, versterben innerhalb der ersten 48 h nach Beginn der Symptomatik [40]. Dies macht verständlich, daß auf der Suche nach einer sensitiven und zugleich schonungsvollen Methode die kardiologischen Ultraschallverfahren für die Diagnose von Aortenaneurysmen und -dissektionen in den Vordergrund des Interesses gerückt sind [6, 7, 14, 25, 35, 38, 45, 47, 50, 55, 59, 68, 69, 74, 77, 80, 83].

Während die echokardiographische Anlotung des Herzens und der großen Gefäße von transthorakal bei beatmeten Patienten nicht selten auf erhebliche Schwierigkeiten stößt [20, 30, 48, 62], gestattet eine von anatomischen Hindernissen unabhängige transösophageale Sonographie die Anwendung der heute vielseitigen Ultraschalltechniken auch bei diesen Patienten. Die räumliche Nähe von Ösophagus und Aorta erklärt (Abb. 6), warum der TDE schon jetzt eine wichtige Bedeutung für die Diagnose der Aortendissektion als akute thorakale *Gefäßerkrankung* zukommt [4, 5, 16, 18–20, 30, 37, 44, 57, 81] und in Zukunft auch eine besondere Bedeutung bei der Soforterfassung von traumatischen thorakalen Aortenaneurysmen und -dissektionen erlangen dürfte.

Spezifische echokardiographische Zeichen des Aortenaneurysmas bzw. der Aortendissektion sind eine Erweiterung des Aortenlumens und der Nachweis der abgelösten, meist frei beweglichen Aortenintima (Abb. 7). Als weitere Hinweise für eine Aortendissektion gelten der Doppler-echokardiographische Nachweis einer Aorteninsuffizienz und/oder das Vorliegen eines Perikardergusses. Prinzipiell ermöglicht die Doppler-Echokardiographie eine Aussage über die Weite der Aorta, Ausdehnung der Aneurysmen, Wanddicken, Vorhandensein und Ausdehnung von Thromben, Ausdehnung der Dissektionen, Beschaffenheit der Intimalappen sowie die Lokalisation und Weite von größeren Eintrittspforten [19, 30, 82]. Die Farb-Doppler-Technik [72] erlaubt darüber hinaus eine Unterscheidung von wahrem und falschem Lumen (Abb. 8).

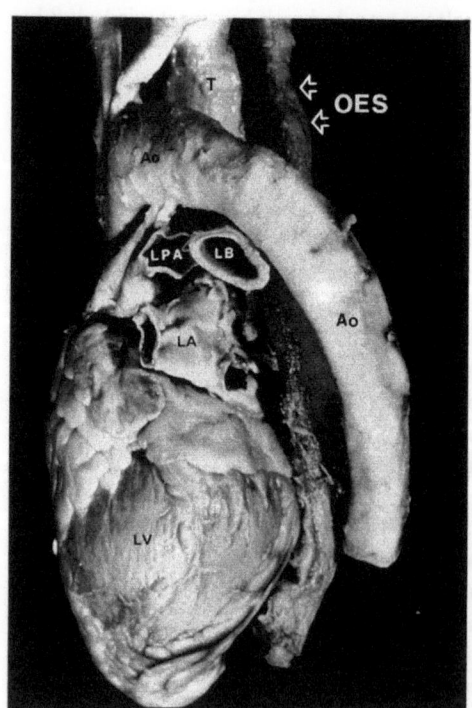

**Abb. 6.** Darstellung der engen räumlichen Beziehung zwischen Ösophagus und Aorta anhand eines anatomischen Präparats (laterale Ansicht). Im Bereich der kranialen Aorta ascendens ist die Anschallung der thorakalen Aorta erschwert, da Trachea und linker Hauptbronchus dazwischen liegen. (*OES* Ösophagus, *T* Trachea, *Ao* Aorta, *LPA* linke Pulmonalarterie, *LB* linker Hauptbronchus, *LA* linker Vorhof, *LV* linker Ventrikel)

Erfassung und Schweregradbeurteilung von Aortenklappenregurgitationen und Identifizierung schmaler Eintritts- und Austrittsstellen [72, 82].

Die konventionelle transthorakal durchgeführte Doppler-Echokardiographie erlaubt bei nicht beatmeten (!) Patienten in der Regel eine sichere Erfassung akuter Aneurysmen bzw. Dissektionen im Bereich der aszendierenden Aorta und des Aortenbogens [5, 6, 18, 74]. Eine Dissektion der deszendierenden thorakalen Aorta (Typ III nach De Bakey [12]) ist mit dieser Methode aufgrund technischer Limitierungen nicht selten schwierig zu diagnostizieren [6, 75]. So läßt sich die deszendierende thorakale Aorta bei etwa 20–50% der Patienten durch die konventionelle Untersuchungstechnik nicht darstellen bzw. nicht eindeutig beurteilen [39, 44]. Die TDE erlaubt dagegen auch bei von extern schlecht beschallbaren (Beatmung, Adipositas, Lungenemphysem etc.) Patienten eine sichere Beurteilung der Aortenwurzel, der kaudalen aszendierenden sowie der gesamten deszendierenden thorakalen Aorta und dürfte damit – speziell bei beatmeten Patienten mit Thorax- bzw. Polytrauma – der konventionellen Technik in der Beurteilung von Aortenaneurysmen bzw. -dissektionen überlegen sein.

Mit der transösophagealen Technik ist allerdings eine sichere Beurteilung des kranialen Anteils der Aorta ascendens wegen der Interferenz des Bronchus zwischen Ösophagus und Aorta nicht möglich. Dieser Nachteil schmälert aber den Wert dieser Methode für den traumatologisch-chirurgischen Bereich nur unwesentlich, da die Prädilektionsstelle der traumatischen Aortenruptur im Isthmusbereich (etwa 93%) liegt und dieser Bereich mit der Methode sicher beurteilbar ist. Nach einer Sammelstatistik [23] befanden sich bei 387 traumatischen Rupturen der thorakalen Aorta 361 am Isthmus, 7 im Bereich der übrigen Aorta descendens, 12 an der Aorta ascendens und nur 6 am Aortenbogen.

Abgesehen von dem Vorteil einer artefakt- und überlagerungsfreien Sonographie der thorakalen Aorta ergeben sich aus der Anwendung der TDE auch Vorzüge hinsichtlich der echokardiographischen Darstellungsweise. So liefert die transösophageale Sonographie horizontale Querschnittsbilder der Aorta – speziell im Deszendensbereich – wie dies mit keinem anderen Verfahren von transthorakal möglich ist [4, 18, 20]. Die geringe Entfernung des Schallobjekts vom Schallkopf läßt darüber hinaus eine höhere Auflösung von Strukturen zu, so daß die TDE in der Erkennung thorakaler Aortenaneurysmen in Einzelfällen der Computertomographie überlegen zu sein scheint [5]. Mit der TDE lassen sich schon kleinste intraaortale Dissektionslinien- bzw. membranen (Abb. 9) und damit die gesamte Ausdehnung eines Aortenaneurysmas erfassen. Dies ist mit der Computertomographie gelegentlich nicht möglich, da die Intimamembranen oft deutliche pulssynchrone Bewegung aufweisen und zu keiner oder nur zu einer unscharfen Abgrenzung im Computertomogramm führen. Unter Umständen ist es auch angiographisch schwierig, eine Dissektion richtig darzustellen. Gründe hierfür sind die unzureichende Kontrastierung des falschen Lumens, eine gleich starke Anfärbung des wahren und falschen Lumens und/oder ein ungewöhnlicher Verlauf der abgelösten Intima.

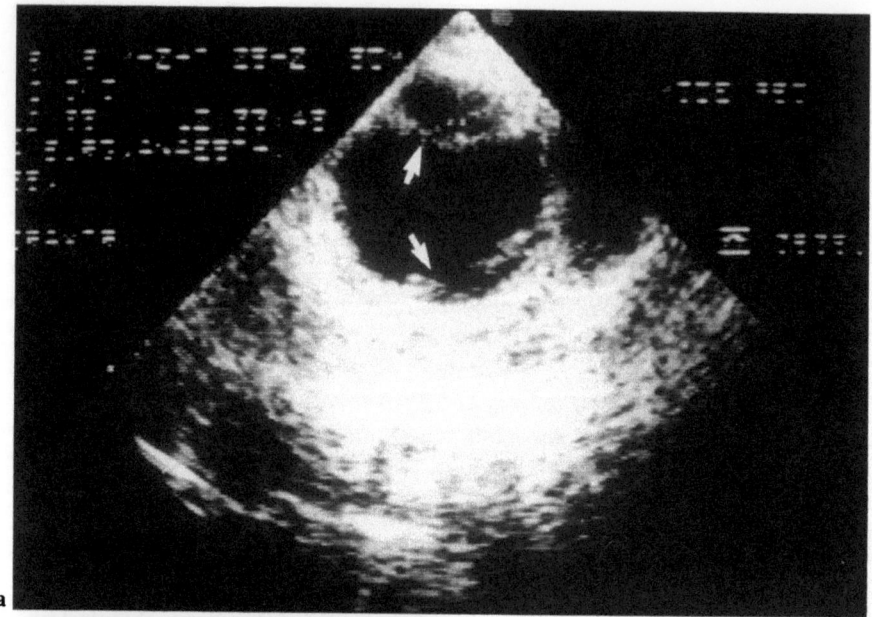

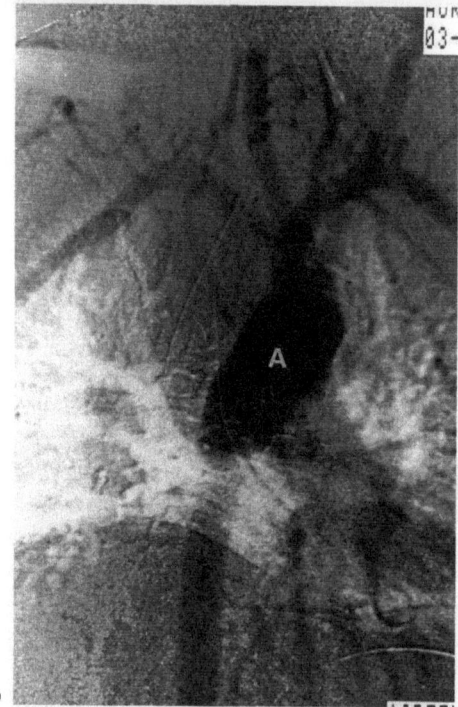

Limitationen der TDE im Vergleich zu Computertomographie und Angiographie bestehen dagegen bei der Beurteilung der Abgangsgefäße im Bereich des Aortenbogens, der Aorta abdominalis und der Abdominalarterien. Die Abgangsgefäße des Aortenbogens können jedoch meist auch durch transkutane Anschallung Doppler-echokardiographisch dargestellt werden. Allerdings gelingt es nur bei etwa ⅓ solcher Patienten, durch transgastrale Anlotung die abdominellen Gefäße zusätzlich darzustellen [82].

## Nachweis von Verletzungen des Herzens

Auch Herzverletzungen durch stumpfes Thoraxtrauma werden bei polytraumatisierten Patienten nicht selten übersehen oder zu spät festgestellt, da Frakturen und andere Organschäden oft im Vordergrund der ärztlichen Versorgung stehen und die zumeist diskreten Symptome kaschieren. Aufgrund der hohen Anzahl von Verkehrsunfällen ist eine Contusio cordis in ihren verschiedenen Erscheinungsformen (subendokardiale Blutungen, Koronarthrombosen bis hin zu ausgedehnten hämorrhagischen Infarkten, Klappen- und Septumrupturen, Aneurysma- und Hämoperikardbildungen) relativ häufig zu beobachten. So ist in etwa 10–16% der Fälle mit stumpfen Thoraxtraumen eine Herzbeteiligung nachweisbar [23, 84]. Nach einer neueren, prospektiven Studie mit

---

**Abb. 7. a** TDE-Schnittbild eines 32jährigen Patienten, der nach einem Motorradunfall mit Thoraxtrauma und paraplegischem Querschnittssyndrom in Höhe Th 12 in die Klinik eingeliefert wurde. Bei Eintreffen in der Klinik befand sich der Patient im hämorraghischen Schock mit den Zeichen der Verbrauchskoagulopathie. Die bei dieser Symptomatik kurz nach Eintreffen des beatmeten Patienten durchgeführte TDE-Untersuchung zeigte einen abnorm vergrößerten Aortenquerschnitt mit flottierenden Dissektionsmembranen (*Pfeile*) von ca. 4 cm Länge im Bereich der Aorta descendens kurz unterhalb des Abgangs der A. subclavia sinistra. Distal der Dissektionsmembranen imponierte eine Lumeneinengung der Aorta auf ca. 1,5 cm Länge. Aorta ascendens und Aortenklappe waren unauffällig. Anhand des TDE-Befunds wurde die Verdachtsdiagnose eines traumatischen Aortenaneurysmas gestellt. **b** Der wenig später durchgeführte venöse digitale Subtraktionsangiographie (DSA) bestätigte die mittels TDE erhobene Verdachtsdiagnose bei dem Patienten. Knapp unterhalb des Aortenbogens kam eine sakkuläre Erweiterung der Aorta descendens mit erheblichem Kalibersprung sowie ein mediastinales Hämatom zur Darstellung. Distal des Aneurysmas ließ sich eine Engstellung der Aorta ebenfalls nachweisen. Eine darüberhinaus durchgeführte computertomographische Untersuchung zeigte ein ausgeprägtes mediastinales Hämatom. Für ein Aortenaneurysma ergaben sich dagegen nur Verdachtsmomente. Da mittels Doppler-sonographischer Untersuchung noch ausreichende Flüsse in der A. femoralis nachzuweisen waren, wurde zunächst auf eine akute operative Intervention verzichtet und der Patient zur weiteren Kreislaufstabilisierung unter engmaschiger TDE-Überwachung auf die Intensivstation verlegt. 14 h nach Klinikeinlieferung wurde der Patient erfolgreich operiert (OP-Befund: ca. 2 cm distal des Abganges der A. subclavia sinistra aneurysmatische Erweiterung der Aorta descendens auf ca. 5 cm Länge; distal davon deutliche Einengung des Lumens bei ca. 3 cm langem Intimaeinriß an der hinteren Zirkumferenz)

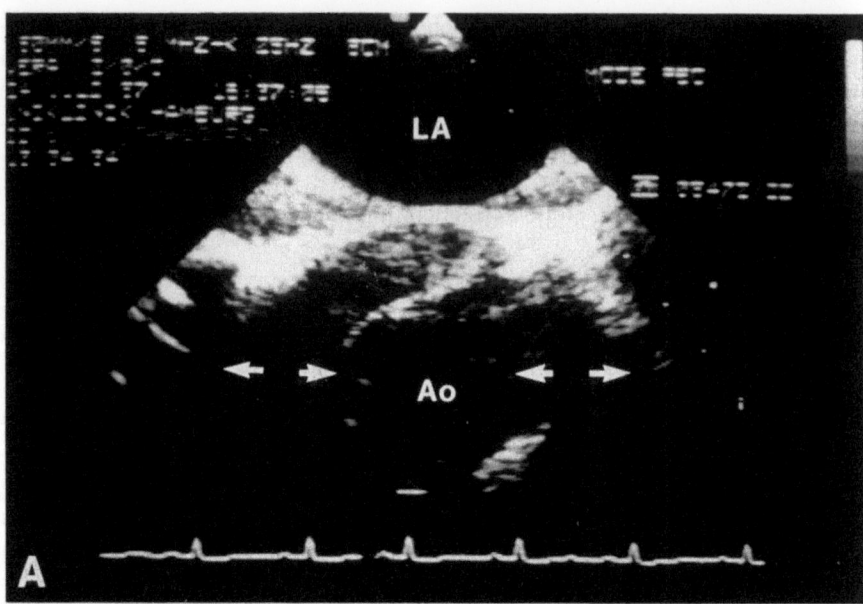
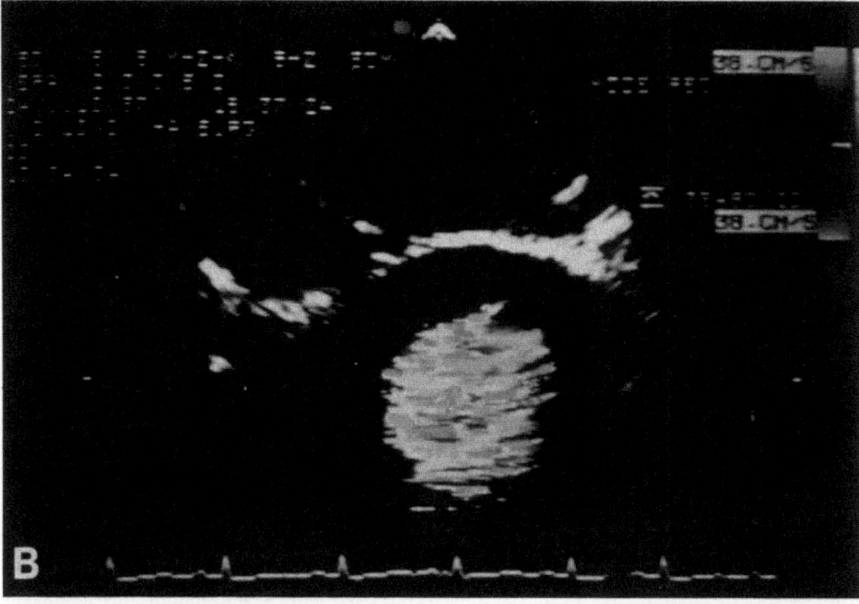

**Abb. 8 A, B.** Aneurysma der aszendierenden thorakalen Aorta. **A** TEE-Schnittbild mit aneurysmatisch erweiterter Aorta (Pfeile außen) und Nachweis eines zirkulären Dissektionskanals (Pfeile innen); **B** Darstellung der Blutströmungsverhältnisse in diesem Bereich mittels Farb-Doppler-Technik. Der Einsatz dieser Technik ermöglicht eine Unterscheidung zwischen „wahrem" (innerem) und „falschem" (äußerem) Lumen. (*LA* linker Vorhof, *Ao* Aorta)

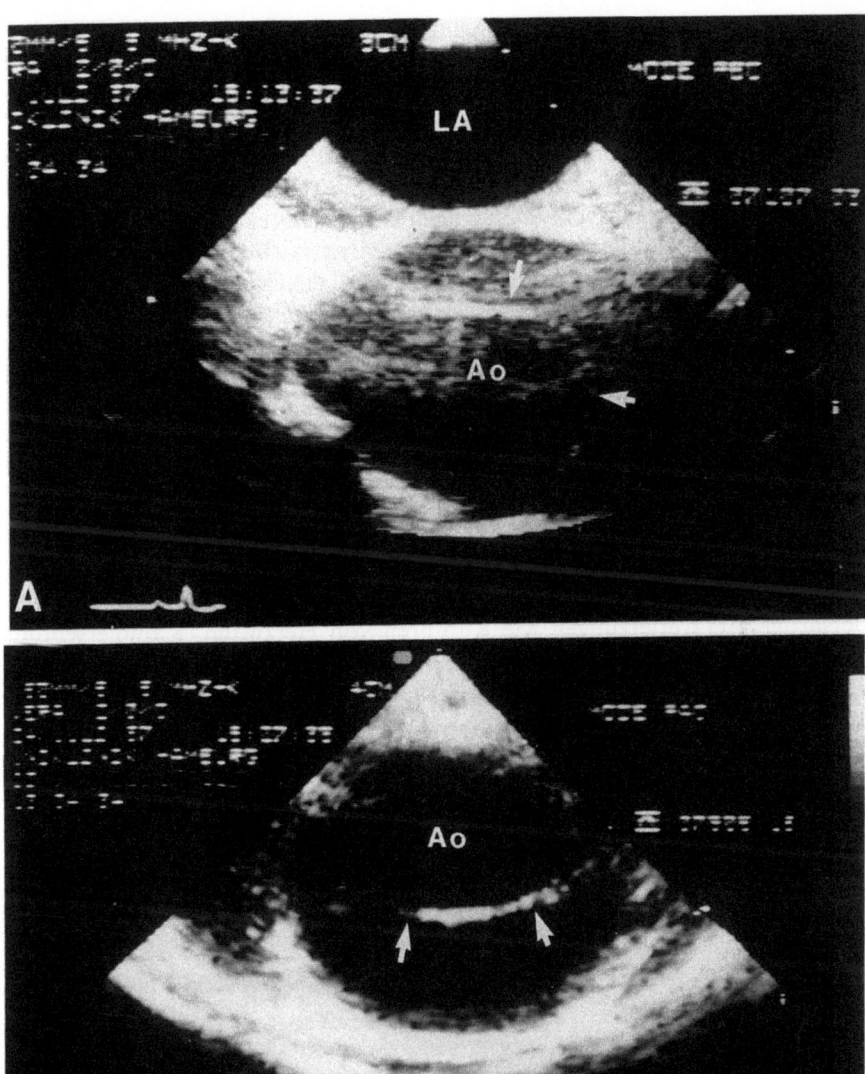

**Abb. 9 A, B.** Nachweis einer Aortendissektion mittels TDE. **A** transösophagealer Querschnitt durch den linken Vorhof (*LA*) und die Aorta ascendens (*Ao*) mit Darstellung der Dissektionsmembrane (*Pfeile*), **B** Querschnitt durch die thorakale Aorta descendens. In den normal weiten Gefäß ist die Dissektionsmembran kräftig reflektierend gut abgrenzbar

Einsatz einer engmaschigen EKG-Diagnostik (12 Ableitungen) und spezieller Methoden wie Myokardszintigraphie (Thallium 201) und konventioneller zweidimensionaler Echokardiographie liegt die Inzidenz einer Contusio cordis bei polytraumatisierten Patienten mit Thoraxtrauma bei 66% [3].

Dies unterstreicht, daß die herkömmlichen Screeningmaßnahmen wie Anamnese, klinische Untersuchung, Enzymdiagnostik, EKG-Monitor und Röntgenuntersuchung Herzverletzungen nur unzureichend erfassen können und ergänzende diagnostische Methoden gefordert sind. Wiederholte EKG-Registrierungen (mindestens 12 Ableitungen) gehören bei jedem Thoraxtrauma zu den obligatorischen Maßnahmen, wobei ein normales EKG eine Herzkontusion allerdings keineswegs ausschließt und ein pathologisches EKG (Arrhythmien, Reizleitungsstörungen, S-T-Segmentveränderungen) nur annähernd Rückschlüsse auf Ausmaß und Schwere der Herzverletzung erlaubt.

Die Thallium-201-Myokardszintigraphie gilt aufgrund experimenteller Untersuchungen [15] als spezifische und sensitive Methode zur Erfassung myokardialer Kontusionsherde. Durch den ausschließlichen Nachweis von minder- oder nichtperfundierten Myokardarealen erfaßt sie aber naturgemäß keine daraus resultierenden funktionellen Beeinträchtigungen (z. B. Herzinsuffizienz, segmentale Wandbewegungsstörungen) oder weitergehende bzw. andersartige Herzverletzungen wie Rupturen von Herzwand, Kammerseptum und Perikard, Ein- und Abrisse von Herzklappen, Papillarmuskeln und Chordae tendinae. In diesen Fällen erweist sich die Echokardiographie und – bei beatmeten Patienten – speziell die transösophageale Technik als eine wertvolle

**Tabelle 3.** Transösophageale Ultraschallverfahren bei polytraumatisierten Patienten

| | |
|---|---|
| *Vorteile:* | – Sofort einsetzbar |
| | – Bettseitig durchführbar |
| | – Kontinuierlich anwendbar |
| | – Sensitiv |
| | – Risikoarm |
| | – In der Regel keine Behinderung anderer Maßnahmen |
| *Nachteile:* | – Zur Zeit noch kostenintensiv |
| | – Spezialkenntnisse erforderlich |

**Tabelle 4.** Diagnostische Möglichkeiten der transösophagealen Doppler-Echokardiographie beim Thoraxtrauma

*Nachweis von:*
- regionalen LV-Wandbewegungstörungen (Dyskinesien, Hypokinesien, Akinesien)
- Vitien (Einrisse von Herzklappen, Papillarmuskeln und Chordae tendinae)
- Perikardergüssen
- Herzwand- und Septumrupturen
- Fremdkörpern im oder am Herzen (z. B. bei Schußverletzungen)
- Mediastinalemphysemen oder -hämatomen
- Aortendissektionen bzw. -aneurysmen
- embolischen Ereignissen (Gas-, Fett- und Thrombembolien)

ergänzende und bettseitig anzuwendende Untersuchsmethode (Tabelle 3 und 4), die nicht nur sofortige, sondern auch verbesserte morphologische und funktionelle Informationen bezüglich kardialer Störungen liefert. Es bedarf keiner besonderen Erwähnung, daß speziell der Echokardiographie bei der Diagnosestellung und bei der Verlaufskontrolle von Perikardergüssen eine wesentliche Rolle zukommt.

Die kombinierte Anwendung von zweidimensionaler Echokardiographie und Doppler-Technik (Einstrahl-Doppler) erleichtert den Nachweis und die Quantifizierung valvulärer Insuffizienzen sowie septaler Shuntverbindungen. Die Farbdoppler-Echokardiographie erweitert das Spektrum der nichtinvasiven Ultraschalldiagnostik und dürfte zu einer schnellen und sicheren Befunderhebung bei Herzverletzungen beitragen. Die Technik liefert über die konventionellen Doppler-Verfahren hinaus eine sofortige visuelle Information über die flächenhafte Verteilung des Blutflusses innerhalb der Herzkammern und der großen Gefäße [56, 72]. Das zeitaufwendige Aufsuchen pathologischer Strömungen durch Schwenken des Doppler-Meßstrahls und Doppler-Meßvolumens entfällt. Der Strömungsverlauf hinter insuffizienten Klappen läßt sich ebenso bestimmen wie die anatomische Lage von Klappenlecks oder intrakardialen Shuntverbindungen.

## Nachweis von traumatischen Embolien

Da die transösophageale Doppler-Echokardiographie sich auch als sensitive Methode zur Erkennung von perioperativen Luftembolien erwiesen hat [2, 10, 63], dürfte dieses Verfahren auch im Rahmen der Akutdiagnostik und Überwachung von polytraumatisierten Patienten eine sichere Emboliedetektion ermöglichen. Venöse Luftembolien bei penetrierenden Thoraxverletzungen sowie bei Verletzungen der großen Venen (insbesondere der Kopf- und Halsvenen) entziehen sich nicht selten einer Frühdiagnostik mit konventionellen Methoden. Uncharakteristische Symptome einer Luftembolie wie z.B. Blutdruckabfall, Anstieg des Venendruckes oder/und eine Verschlechterung der respiratorischen Situation sind beim polytraumatisierten Patienten schwer zu interpretieren und werden nicht selten verkannt bzw. auf andere Ursachen zurückgeführt. Mit der TEE können auch korpuskuläre Embolien wie Fett- oder Thromboembolien sicher erfaßt werden. Durch den direkten visuellen Nachweis akuter embolischer Ereignisse erlaubt die Methode nicht nur den frühestmöglichen Nachweis sondern auch eine bessere Beurteilung des Embolieumfangs bzw. -ausmaßes. Beispiele für das Erfassen einer venösen Gasembolie bzw. einer korpuskulären Embolie mittels TEE sind in Abb. 10 wiedergegeben. Das Verfahren bietet sich auch zum Nachweis von arteriellen Luftembolien an, die im Zusammenhang mit Thoraxverletzungen vor allem bei penetrierenden Wunden, Blastverletzungen der Lunge sowie bei therapeutischen Maßnahmen (maschinelle Beatmung, Pleurapunktion etc.) mit Entstehung einer bronchovenösen Fistel auftreten können.

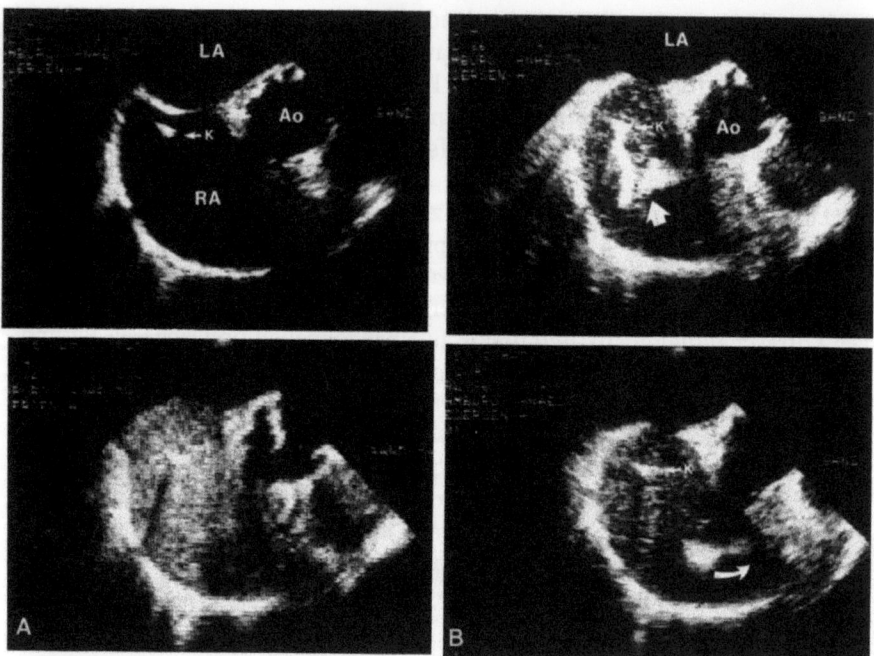

**Abb. 10A, B.** TEE-Schnittbilder in Höhe der Vorhöfe bei einem Patienten, der sich einer Totalendoprothesen-(TEP)-Implantation nach transzervikaler Femurfraktur unterziehen mußte (*LA* Linker Vorhof).
**A** *oben:* Sektorbild ohne Kontrast im rechten Vorhof (*RA*) vor Prothesenimplantation (*K* Swan-Ganz-Katheter, *Ao* Aorta), *unten:* deutliche Kontrastintensität („Schneegestöber") unmittelbar nach Schaftimplantation. Die während dieses gasembolischen Ereignisses auftretende massive Druckerhöhung im Pulmonaliskreislauf (mittlerer Pulmonalarteriendruck: 48 mmHg) manifestierte sich echokardiographisch in einer deutlichen Vorwölbung des interatrialen Septums in den linken Vorhof, **B** *oben:* Bei Abnahme der Kontrastintensität wurde ein etwa 6 cm langer Embolus (*Pfeil*) sichtbar, der sich am Swan-Ganz-Katheter festgehakt hatte und im rechten Vorhof flottierte, *unten:* Nach 10 min löste sich dieser Embolus und wurde über den rechten Ventrikel in die Lungenstrombahn weitertransportiert

## Objektivierung der Blut- und Volumensituation

Über die aufgezeigten diagnostischen Möglichkeiten hinaus erlaubt die neue Technik bei diesen Problempatienten auch eine direkte und verläßliche Beurteilung der Blut- und Volumensituation [43]. Die Blutvolumensituation nach Thorax- bzw. Polytrauma und insbesondere nach traumatisch-hypovolämen Schock wird heute im wesentlichen durch hämodynamische Parameter in Kombination mit klinischen Symptomen und Laboruntersuchungen gesteuert. In der Erstversorgungsphase haben bei der Objektivierung der Volumensituation sowohl der systolische Blutdruck und die Herzfrequenz als auch der aus diesen Parametern abgeleitete sog. Schockindex nur eine beschränkte orientierende Bedeutung. Die Abschätzung der Blutvolumensituation durch Messung des zentralen Venendrucks ist beim Thoraxtrauma besonders dann erschwert, wenn eine Herztamponade, ein Spannungspneumothorax, ein Mediastinalemphysem oder eine Herzinsuffizienz infolge Contusio cordis vorliegt. Gerade in solchen Fällen erlaubt die TDE durch die Bestimmung der linksventrikulären Füllung und der kardialen Auswurfleistung eine sofortige Objektivierung der Blutvolumensituation.

## Klinischer Stellenwert

Auch in Zukunft dürfte der TDE – neben den schon bekannten Einsatzmöglichkeiten im anästhesiologischen und intensivmedizinischen Bereich – eine wichtige Bedeutung in der Diagnostik von traumatischen Herz- und Aortenverletzungen zukommen. Der besondere Wert dieser Technik könnte dabei in der Primär- bzw. Akutdiagnostik liegen, d. h. in einem notfallmäßigen Einsatz bei akut traumatisierten Patienten mit erkennbarem Thoraxtrauma. Ergibt diese praktisch nicht-invasive, wenig belastende und noch im Notfallraum durchführbare diagnostische Maßnahme keinen Hinweis auf eine Herz- oder Aortenverletzung, können diesbezüglich belastende und einen Transport erforderlich machende Verfahren (Angiographie, DSA, Computertomographie etc.) zurückgestellt werden. Auf der Intensivstation erlaubt diese Technik zum Nachweis bzw. Ausschluß einer Herz- oder Aortenverletzung einen screeningmäßigen Einsatz gerade bei jenen polytraumatisierten Patienten, die primär keinen Anhalt für ein Thoraxtrauma bieten.

Für eine abschließende Beurteilung der transösophagealen Ultraschallverfahren hinsichtlich ihres Stellenwerts in der Traumatologie ist es sicherlich noch zu früh, aber nach den ersten Erfahrungen könnte diese Technik durch ihre vielfältigen diagnostischen Möglichkeiten eine Bereicherung zur Versorgung dieser Problempatienten darstellen. Systematische Untersuchungen an einer größeren Zahl Patienten sind gefordert, um auch im traumatologischen Bereich den Stellenwert der neuen Technik festlegen zu können.

## Literatur

1. Arciniegas JG, Soto B, Little W, Papapietro S (1981) Cineangiography in the diagnosis of aortic dissection. Am J Cardiol 47:890
2. Bednarz F, Roewer N (1989) Intraoperativer Nachweis von Luftembolien und korpuskulären Embolien mit Hilfe der Pulsoximetrie und Kapnometrie. Vergleichende Untersuchungen mit der transösophagealen Echokardiographie. Anasth Intensivther Notfallmed 24:20–26
3. Bodin L, Rouby JJ, Viars P (1985) Frequency of myocardial contusion after blunt chest trauma as evaluated by thallium 201 scintigraphy. Anesthesiology 63:A123
4. Börner N, Erbel R, Braun B, Henkel B, Meyer J, Rumpelt J (1984) Diagnosis of aortic dissection by transesophageal echocardiography. Am J Cardiol 54:1157–1158

5. Börner N, Pfeiffer C, Schreiner G, Steller D, Erbel R, Meyer J (1985) Die transösophageale Echokardiographie (TEE) bei Erkrankungen der thorakalen Aorta. In: Erbel R, Meyer J, Brennecke E (Hrsg) Fortschritte der Echokardiographie. Springer, Berlin Heidelberg New York Tokyo, S 211
6. Brown O, Popp R, Kloster F (1975) Echocardiographic criteria for aortic dissection. Am J Cardiol 36:17
7. Bubenheimer P, Schmuziger M, Roskamm H (1980) Ein- und zweidimensionale Echokardiographie bei Aneurysmen und Dissektionen der Aorta. Herz 5:226-240
8. Burke JF (1962) Early diagnosis of traumatic rupture of the bronchus. JAMA 181:296-302
9. Cahalan MK, Litt L, Botvinik H, Schiller NB (1987) Advances in noninvasive cardiovascular imaging. Implications for the anesthesiologist. Anesthesiology 66:356
10. Cucchiara RF, Nugent M, Seward JB, Messick JM (1984) Air embolism in upright neurosurgical patients: detection and localisation by two-dimensional transoesophageal echocardiography. Anesthesiology 6:353
11. Daigle RE, Miller CW, Histand MB, Mcleod FD, Hokanson DE (1975) Non-traumatic aortic blood flow sensing by use of an ultrasonic esophageal probe. J Appl Physiol 38:1153
12. De Bakey ME, Cooley DA, Creech O (1955) Surgical considerations of dissecting aneurysms of the aorta. Ann Surg 142:556
13. de Bruijn P, Clements FM, Kisslo JA (1987) Intraoperative transesophageal color flow mapping. Initial experience. Anesth Analg 66:386
14. De Maria AN, Bommer W, Neumann A, Weinert L, Bogren H, Mason DT (1979) Identification and localisation of aneurysms of the ascending aorta by cross-sectional echocardiography. Circulation 59:755-761
15. Doherty PW et al. (1979) Cardiac damage produced by direkt current countershock applied to the heart. Am J Cardiol 43:225
16. Earnest F, Muhm Jr, Sheedy PF (1979) Roentgenographic findings in thoracic aortic dissection. Mayo Clin Proc 54:43:50
17. Eggleton RC (1973) Ultrasonic visualization of the dynamic geometry of the heart. Proceedings 2nd World Congress on Ultrasonics in Medicine. Exerpta Med Int Congr Ser 277:10
18. Engberding R, Bender F, Große-Heitmeyer W, Müller U S, Schneider D (1986) Diagnose thorakaler Aortenaneurysmen durch kombinierte transthorakale und transösophageale 2D-Echokardiographie. Z Kardiol 75:255-230
19. Erbel R, Börner N, Steller D et al. (1987) Detection of aortic dissection by transesophageal echocardiography. Br Heart J 58:45-51
20. Erbel R, Mohr-Kahaly S, Drexler M, Pfeiffer C, Börner N, Schuster S (1987) Diagnostischer Stellenwert der transösophagealen Echokardiographie. Dtsch Med Wochenschr 112:23-29
21. Fisher RG, Hadlock F, Ben-Menachem Y (1981) Laceration of the thoracic aorta and brachiocephalic arteries by blunt trauma. Radiol Clin N Am 19:91-100
22. Frazin L, Talano JV, Stephanides L (1976) Esophageal echocardiography. Circulation 54 (1976) 102
23. Glinz W (1978) Thoraxverletzungen. Springer, Berlin Heidelberg New York Tokyo
24. Godwin JD, Herfkens RL, Skiöldebrand CG, Federle MP, Lipton MJ (1980) Evaluation of dissections and aneurysms of the thoracic aorta by conventional and dynamic CT scanning. Radiology 136:125-133
25. Granato JE, Dee P, Gibson RS (1985) Utility of two-dimensional echocardiography in suspected ascending aortic dissection. Am J Cardiol 56:123-129
26. Gross S, Barr IB, Eyler WR, Khaja F, Goldstein S (1980) Computed tomography in dissection of the thoracic aorta. Radiology 136:135
27. Gussenhoven WJ, Roeland JRTC, Ligtvoet CM, Chie J MC, van Herwerden LA, Cahalan M (1986) Transesophageal two-dimensional echocardiography. Its role in solving clinical problems. J Am Coll Cardiol 8:975

28. Hanrath P, Kremer P, Langenstein BA, Matsumoto M, Bleifeld W (1981) Transösophageale Echokardiographie. Ein neues Verfahren zur dynamischen Ventrikelfunktionsanalyse. Dtsch Med Wochenschr 106:523
29. Hanrath P, Schlüter M, Langenstein BA et al. (1982) Transesophageal horizontal and sagital imaging of the heart with a phased array system. Initial clinical results. In: Hanrath P, Souquet J (eds) Cardiovascular diagnosis by ultrasound. Nijhoff, The Hague, pp 280–282
30. Hanrath P, Schneider B, Langenstein B, Poppele G, Krüger W (1989) Diagnostische Wertigkeit der transösophagealen Echokardiographie in der internistischen Intensivmedizin: Dtsch Med Wochenschr 114:515–523
31. Harris RD, Usselmann JA, Vint VC, Warmath MA (1979) Computerized tomographic diagnosis of aneurysms of the thoracic aorta. J Comput Assist Tomogr 3:81–91
32. Hayashi K, Meaney TF, Zelch JV, Tarar R (1974) Aortographic analysis of aortic dissection. AJR 122:769–782
33. Heberer G (1971) Ruptures and aneurysms of the thoracic aorta after blunt chest trauma. J Cardiovasc Surg 12:115
34. Heinrich H, Ahnefeld FW, Foutaine L, Spilker D, Winter H (1985) Die transösophageale zweidimensionale Echokardiographie – ein Fortschritt für die Anästhesie. In: Erbel R, Meyer J, Brennecke E (Hrsg) Fortschritte der Echokardiographie. Springer, Berlin Heidelberg New York Tokyo, S 245
35. Hirschfeld DS, Rodriguez HJ, Schiller NB (1976) Duplication of aortic wall seen by echocardiography. Br Heart J 38:943–950
36. Hisanaga K, Hisanaga A, Hibi N (1980) High speed rotating scanner for transesophageal cross-sectional echocardiography. Am J Cardiol 46:10
37. Hofmann T, Kasper W, Meinertz T, Lin C, Just H (1985) Transösophageale Echokardiographie zur Abklärung kardiologischer Notfälle. Intensivmed 22:290–295
38. Ileceto S, Antonelli G, Biasco G, Rizzon P (1982) Two-dimensional echocardiographic evaluation of aneurysms of the decending thoracic aorta. Circulation 66:1045–1049
39. Iliceto S, Ettorre G, Francioso G, Antonelli G, Biasco G, Rizzon P (1984) Diagnosis of aneurysm of the thoracic aorta. Comparison between two noninvasive techniques: two-dimensional echocardiography and computed tomography. Eur Heart J 5:545–555
40. Jamieson WRE, Munro AI, Miyagishima RT, Allen P, Tyers GFO, Gerein AN (1982) Aortic dissection: Early diagnosis and surgical management are the keys to survival. Can J Surg 25:145–149
41. Kalmár P, Steinkraus V (1989) Verletzungen des Herzens und der großen intrathorakalen Gefäße. In: Schulte am Esch J (Hrsg) Das Thoraxtrauma. Zuckschwerdt, München, S 21–29
42. Kalmár P, Otto CB, Rodewald G (1982) Traumatic thoracic aortic aneurysms (TTA). Thorac Cardiovasc Surg 30 (spec issue):36
43. Kaplan JA (1984) Transesophageal echocardiography. Mt Sinai J Med 51:592
44. Kasper W, Hofmann T, Meinertz T et al. (1986) Diagnostik thorakaler Aortenaneurysmen mit Hilfe der transösophagealen Echokardiographie. Z Kardiol 75:609–615
45. Kasper W, Meinertz T, Kersting F, Lang K, Just H (1978) Diagnosis of dissecting aortic aneurysm with suprasternal echocardiography. Am J Cardiol 42:291–294
46. Kersting-Sommerhoff BA, Higgens CB, White RD, Sommerhoff CP, Lipton MJ (1988) Aortic dissection: sensitivity and specificity of MR imaging. Radiology 166:651–655
47. Kreger SK, Starke H, Forker AD, Eliot RS (1975) Echocardiographic mimics of aortic root dissection. Chest 67:441–444
48. Kremer P, Cahalan MK, Beaupre P et al. (1985) Intraoperative Überwachung mittels transösophagealer zweidimensionaler Echokardiographie. Anaesthesist 34:111
49. Lardé D, Belloir C, Vasile N, Frija J, Ferrané J (1980) Computed tomography of aortic dissection. Radiology 136:147–151
50. Mathew T, Nanda NC (1984) Two-dimensional and Doppler echocardiographic evaluation of aortic aneurysm and dissection. Am J Cardiol 54:379–385
51. Matsumoto M, Oka Y, Strom J (1980) Application of transesophageal echocardiography. Am J Cardiol 46:95

52. Mayfield W, Hurley EJ (1984) Blunt cardiac trauma. Am J Surg 148:162
53. Mc Leod AA, Monaghan MJ, Richardson PJ, Jackson G, Jewitt DE (1983) Diagnosis of acute aortic dissection by M-mode and cross-sectional echocardiography: a five year experience. Eur Heart J 4:196–202
54. McGrough EC, Hughes RK (1973) Acute traumatic rupture of the aorta. Reemphasis oif repair without a vascular prothesis. Ann Thorac Surg 16:7
55. Miller J, Nanda N, Singh R, Mathew T, Iliceto S, Rizzon P (1984) Echocardiographic diagnosis of aortic aneurysms and dissection. Echocardiography 1:507
56. Miyatake K, Kinoshita N, Nagata S et al. (1984) Clinical applications of a new type of real-time two-dimensional Doppler flow imaging system. Am J Cardiol 54:857
57. Mohr-Kahaly S, Erbel R, Börner N et al. (1986) Kombination von Farb-Doppler- und transösophagealer Echokardiographie in der Notfalldiagnostik bei Aortendissektion vom Typ I. Z Kardiol 75:616
58. Moncada R, Churchill R, Reynes C et al. (1981) Diagnosis of dissecting aortic aneurysm by computed tomography. Lancet I:238–241
59. Nanda NC, Gramiak R, Shah PH (1973) Diagnosis of aortic root dissection by echocardiography. Circulation 48:506–513
60. Parmley LF, Manion WC, Mattingly TW (1958) Nonpenetrating traumatic injury of the heart. Circulation 18:371
61. Roewer N (1988) Monitoring des kardiovaskulären Problempatienten bei nicht-herzchirurgischen Eingriffen. In: Schulte am Esch J (Hrsg) Narkose beim vaskulären und kardialen Risikopatienten. Zuckschwerdt, München, S 14–45
62. Roewer N, Schulte am Esch J (1987) Transösophageale Ultraschallverfahren in der Anästhesiologie. In: Henschel W (Hrsg) Anästhesiologie – klinisches Fach auf drei Säulen. Zuckschwerdt, München S 145–171
63. Roewer N, Beck H, Kochs E et al. (1985) Nachweis venöser Embolien während intraoperativer Überwachung mittels transösophagealer zweidimensionaler Echokardiographie. Anästh Intensivther Notfallmed 20:200–205
64. Roewer N, Hinrichs A, Bause HW, Kochs E, Bleifeld W, Schulte am Esch J (1986) Application of transesophageal two-dimensional echocardiography to mechanically ventilated surgical intensive care patients in septic shock. Intensive Care Med 12:(Suppl):184
65. Roewer N. Bednarz F, Schulte am Esch J (1987) Continuous measurement of intracardiac and pulmonary blood flow velocities with transesophageal pulsed Doppler echocardiography. Technique and initial clinical experience. J Cardiothorac Anesth 1:418–428
66. Roewer N, Kochs E, Steinberg B, Schulte am Esch J (1987/1988) Der Einsatz spezieller Methoden in der Diagnostik und zur Verlaufskontrolle bei polytraumatisierten Patienten. In: Peter K, Groh J (Hrsg) ZAK München 1987. Bd III: Anaesthesiol Intensivmedizin Bd 205
67. Roewer N, Bednarz F, Kochs E, Schulte am Esch J (1988) Intraoperative Bestimmung des Herzzeitvolumens mit der transösophagealen gepulsten Doppler-Echokardiographie. Anaesthesist 37:345–355
68. Rubinson DS, Fowies RE, Miller DC, Cuthauer DF, Popp RZ (1981) Spontaneous dissection of the ascending aorta diagnosed by two-dimensional echocardiography. Chest 80:587–591
69. Rückel A, Kasper W, Meinertz T, Bechtold H, Pop T, Günther R (1987) Diagnostik thorakaler Aortenaneuerysmen mittels zweidimensionaler Echographie. Dtsch Med Wochenschr 108:976–981
70. Schlüter M (1985) Physikalische Voraussetzungen der Doppler-echokardiographischen Bestimmung des Herzminutenvolumens. Z Kardiol 74:317
71. Schlüter M, Hinrichs A, Thier W, Kremer P, Schröder S, Cahalan M, Hanrath P (1984) Transesophageal tow-dimensional echocardiography: comparison of ultrasonic and anatomic sections. Am J Cardiol 53:1173
72. Schlüter M, Hinrichs A, Schofer J, Bleifeld W (1985) Farbkodierte zweidimensionale Doppler-Echokardiographie. Erste klinische Erfahrungen. Z Kardiol 74:706

73. Schlüter M, Langenstein BA, Polster J et al. (1982) Transesophageal cross-sectional echocardiography with a phased array transducer system. Br Heart J 48:67
74. Schweizer P, Erbel R, Lambertz H, Efferts S (1981) Two-dimensional suprasternal echocardiography in diseases of the thoracic aorta. In: Rijsterbourgh H (ed) Echocardiology. Nijhoff, The Hague pp 55–60
75. Shuford WH, Syberg RG, Weens HS (1969) Problems in the aortographic diagnosis of dissecting aneurysms of the aorta. N Engl J Med 280:225–231
76. Side CD, Gosling RG (1971) Non-surgical assessment of cardiac function. Nature (Lond) 232:335
77. Smuckler AL, Nomeir AM, Watts E, Hackshaw BT (1982) Echocardiographic diagnosis of aortic root dissection by M-mode and two-dimensional techniques. Am Heart J 103:897–904
78. Souquet J, Hanrath P, Zitelli L, Kremer P, Langenstein BA, Schlüter M (1982) Transesophageal phased array for imaging the heart. IEEE Trans Biomed Eng 29:107
79. Stein HL, Steinberg I (1968) Selective Aortography, the definitive technique for diagnosis of the dissecting aneurysm of the aorta. AJR 102:333
80. Stern HJ, Erbel R, Börner N, Schreiner G, Meyer J (1985) Spontaner Echokontrast registriert mittels transösophagealer Echokardiographie bei Aortendissektion Typ III. Z Kardiol 74:480–481
81. Taams MA, Gusshoven WJ, Schippers LA et al. (1988) The value of transesophageal echocardiography for diagnosis of thoracic aorta pathology. Eur Heart J 9:1308–1316
82. Takamoto S, Omoto R (1987) Visualization of thoracic dissecting aortic aneurysm by transesophageal Doppler color flow mapping. Herz 12:187–193
83. Victor MF, Mintz GS, Kotler MN, Wilsou AR, Segal BL (1981) Two-dimensional echocardiographic diagnosis of aortic dissection. Am J Cardiol 48:1155–1159
84. Vogel W, Wintzer G (1976) Diagnostik und Therapie der stumpfen Herzverletzungen. Med Klin 71:653
85. Yamada T, Tada S, Harada J (1988) Aortic dissection without intimal rupture: diagnosis with MR imaging and CT. Radiology 168:347–352

# Sonographische Diagnostik und Therapie posttraumatischer Flüssigkeitsansammlungen und Abszesse

V. Nicolas, W. Crone-Münzebrock

Trotz verbesserter chirurgischer Techniken stellen intraabdominelle Flüssigkeitsansammlungen und Abszesse ein ernsthaftes diagnostisches und therapeutisches Problem dar. Besonders in der Rekonvaleszenzphase nach chirurgischen Eingriffen ist das klinische Erscheinungsbild entzündlicher Prozesse eher uncharakteristisch. Eine frühe Diagnose und ein gezieltes perkutanes oder chirurgisches Vorgehen kann für den weiteren klinischen Verlauf entscheidend sein.

## Diagnostik

Die bildgebende Diagnostik hat zunächst das Ziel, den pathologischen Prozeß nachzuweisen. Für die Therapie entscheidend ist es, genaue Aussagen über Lokalisation und Ausdehnung zu machen, und nicht zuletzt stellt sich die Frage, ob es sich dabei um ein entzündliches oder nichtentzündliches Geschehen handelt. Von den in der Radiologie zur Verfügung stehenden Methoden sind Sonographie und Computertomographie, fakultativ komplettiert durch die diagnostische Punktion, die entscheidenden Verfahren in der Diagnostik. Wesentliche Vorteile der Sonographie gegenüber anderen bildgebenden Verfahren sind in der leichten Verfügbarkeit, der für den Patienten wenig belastenden Untersuchung und der Mobilität zu sehen, die eine ubiquitären Einsatz dieser Untersuchungsmethode ermöglichen.

Anhand der Anamnese (vorausgegangenes Trauma, Operationen und Infektionen) und einer eingehenden Untersuchung lassen sich bereits wertvolle Hinweise für die Lokalisation erhalten. Obwohl konventionelle Röntgenaufnahmen (Thorax- und Abdomenübersichtsaufnahme) zur initialen Diagnostik gehören, sind typische Befunde wie z. B. ein Luftflüssigkeitsspiegel bei subphrenischem Abszeß eher die Seltenheit; meist finden sich nur indirekte Zeichen, z. B. ein reaktiver paralytischer Ileus oder ein Pleuraerguß. Bei Mehrfachverletzungen (z. B. Beckenfrakturen) sind die Aufnahmen mangels Kooperationsfähigkeit des Patienten oft nur eingeschränkt aussagefähig. Sonographie und Computertomographie erlauben in bis zu 90 % den Nachweis des pathologischen Prozesses, wobei im Bereich der Bauchwand und im Abdomen, mit Ausnahme des Pankreas, keine wesentlichen Unterschiede bestehen [2, 10]. Im Nachweis retroperitonealer Abszesse und im Bereich des Beckens ist die Computertomographie der Sonographie jedoch überlegen, da diese Regionen durch Luftüberlagerungen oft nicht genauer einsehbar sind.

Eine genaue Lokalisation des Befunds ist Voraussetzung für eine adäquate Therapie. Im Oberbauch ergibt sich für die Computertomographie bei fehlender Abgrenzbarkeit des Zwerchfells oft die Schwierigkeit, die nachgewiesene Flüssigkeit dem Pleuraspalt oder der Abdominalhöhle zuzuordnen. Im Gegensatz dazu erlaubt die Sonographie eine exakte Darstellung des Zwerchfells und seiner Beziehung zur Flüssigkeit in der Sagittalebene.

Mit der topographischen Zuordnung des nachgewiesenen Prozesses gilt es gleichzeitig die Frage zu beantworten, um welche Form der Flüssigkeit es sich handelt. Der Nachweis von Luft macht die Diagnose Abszeß wahrscheinlich, schließt ein nichtinfektiöses Geschehen jedoch nicht aus. Sonographisch kommen diese Lufteinschlüsse als echodichte Zonen, abhängig von der Größe mit oder ohne Schallschatten zur Darstellung [8]. Sensibler ist die Computertomographie, die auch schon sehr kleine hypodense Areale einwandfrei als Luft erkennen läßt. Die Luftverteilung, die bei bis zu 50% der abdominellen Abszesse nachgewiesen wird, imponiert meistens als Ansammlung über einem Flüssigkeitsspiegel, kann jedoch, insbesondere bei viskösen Abszessen, auch durch diffus verteilte Bläschen dargestellt werden. Eine nachweisbare dicke, häufig irregulär konfigurierte Wand stellt sonographisch und computertomographisch ein wichtiges differentialdiagnostisches Kriterium gegenüber einer unkomplizierten Zyste dar. Während im Frühstadium des Abszesses oder auch z. B. unter immunsuppressiver Therapie die Abgrenzung gegenüber dem umliegenden Gewebe eher unscharf ist, findet sich im weiteren Verlauf eine deutliche Demarkierung des Entzündungsherds mit Ausbildung eines gut perfundierten Granulationsgewebes, dessen innere Begrenzung echoreicher gegenüber dem Inhalt zur Darstellung kommt. In der Computertomographie ist dabei in bis zu 40% nach intravenöser Kontrastmittelinjektion ein deutliches Enhancement der Abszeßmembran zu beobachten. Intraparenchymatöse Abszesse in Leber und Milz sind infolge ihres hohen Innendrucks meist rund oder ovalär. Dagegen ist die Konfiguration intraperitonealer Abszesse stark abhängig von den unterschiedlichen angrenzenden anatomischen Kompartimenten.

Eiweißgehalt, Einblutungen und eventuelle kristalline Bestandteile der Flüssigkeitsansammlung bestimmen die Echogenität im Ultraschall bzw. die Dichte in der Computertomographie. Dementsprechend vielgestaltig ist das sonographische Erscheinungsbild und reicht von echofreien liquiden Prozessen über semiliquide bis zu echoreichen Raumforderungen, die einem soliden Tumor entsprechen können (Abb. 1 und 2). In der Computertomographie findet man analog relativ hypodense (10 HE) und/oder hyperdense Anteile (50–60 HE). Ein Vorteil der Sonographie im Vergleich zur Computertomographie besteht in der besseren Detailerkennbarkeit und der Morphologie im Inneren der Raumforderung. Sonographisch lassen sich Septierungen und sogar noduläre Formationen erkennen, nicht aber computertomographisch. Zu den häufigsten Differentialdiagnosen intraabdomineller Abszesse gehören: Darm, Zysten, Pseudozysten, Biliom, Hämatom, Urinom, Lymphozele und der nekrotisch zerfallene Tumor. Insbesondere die Differenzierung von Darmstrukturen kann für die Computertomographie schwierig sein. Während dies

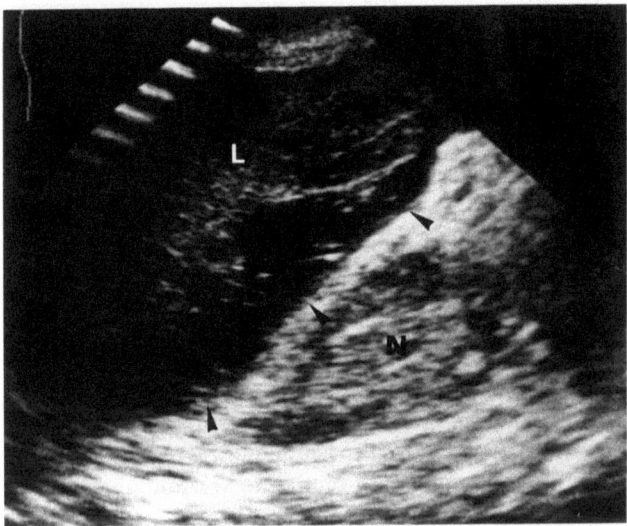

**Abb. 1.** Subhepatischer Leberabszeß nach Cholezystektomie. Subhepatische Flüssigkeitsraumforderung mit vereinzelten Binnenechos (*Pfeilspitzen*) *L* Leber, *N* Niere

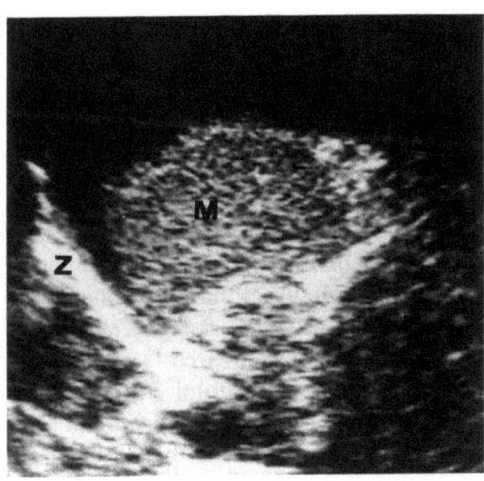

**Abb. 2.** Polytraumatisierter Patient mit großem frischem subphrenischem Hämatom nach Milzruptur (*M* Milz, *Z* Zwerchfell)

im Ultraschall oft durch den Nachweis von Peristaltik gelingt [2], erfordert die Computertomographie eine ausreichende orale und rektale Kontrastierung des gesamten Darms mit wasserlöslichem Kontrastmittel. Eine Differenzierung zwischen Biliom, Hämatom, Serom, Urinom und Lymphozele gelingt nur durch eine chemische Analyse des Zystenpunktats [20]. Insbesondere Hämatome zeigen in Abhängigkeit ihres Alters ein unterschiedliches sonographisches und computertomographisches Bild. Frische Hämatome weisen im

Akutstadium ein flüssigkeitsäquivalentes Echoverhalten auf und zeigen mit zunehmendem Alter und Organisation zunächst vereinzelte Binnenechos (Fibrin, Klottung) bis hin zu dem Echomuster einer soliden Raumforderung im Stadium der Organisation. Äquivalent stellen sich in der Computertomographie frische Hämatome als hyperdense Areale (Dichte bis 80 HE) dar, mit zunehmendem Alter werden sie hypodens. Frische Einblutungen sind im Rahmen der Verlaufskontrolle als echoarme bzw. hyperdense Anteile zu erkennen [12].

## Therapie

Zu den Prinzipien der Sepsisbehandlung gehört auch im Zeitalter der antimikrobiellen Therapie die Herdsanierung durch Inzision und/oder Drainage [20]. Bereits 1938 wurden von Ochsner et al. die Kriterien für eine optimale Drainagetechnik aufgestellt:

1. Die Umgehung einer Kontamination nicht beteiligter Regionen (Pleurahöhle, Peritonealraum),
2. ein möglichst direkter Zugang, um das Ausmaß der Gewebetraumatisierung möglichst gering zu halten,
3. ein sicheres und einfaches Drainageverfahren [14].

Die hohe Effektivität der perkutanen Drainage intraabdomineller Flüssigkeitsansammlungen und Abszesse basiert auf der großen diagnostischen Treffsicherheit von Sonographie und Computertomographie und der sicheren Nadel-Katheter-Plazierung. Wann chirurgisch und wann perkutan sonographisch oder computertomographisch drainiert wird, hängt vom Zustand des Patienten, der Lokalisation und von der Größe des Prozesses und der Verfügbarkeit der einzelnen Methoden ab. Kleinere Abszesse mit einem Durchmesser <5 cm lassen sich durch einmalige oder mehrmalige Punktion unter Antibiotikagabe meist ausreichend therapieren und erfordern keine Katheterbehandlung. Handelt es sich um einen solitären, gut erreichbaren Herd, so steht die perkutane Therapie im Vordergrund. Bei Vorliegen multipler Flüssigkeitsansammlungen kann zwar eine mehrfache Drainage erfolgversprechend sein, allerdings bleibt die Indikationsstellung bezüglich der Effektivität bei ausgedehnten Befunden fragwürdig. Als relative Kontraindikation gelten Fistelkommunikationen zu intestinalen Strukturen, wobei nach Literaturangaben auch hier Behandlungserfolge in bis zu 85% der Fälle beobachtet werden konnten [6, 15]. Dem operativen Vorgehen sollte bei multilokulären und bei ausgedehnten zwischen Darmschlingen liegenden Prozessen, bei denen ein sicherer Zugangsweg nicht gewährleistet ist, der Vorzug gegeben werden.

Entscheidend für die Wahl der radiologischen Technik ist eine exakte Planung des Zugangswegs. Um eine Kontamination und Verletzung benachbarter Strukturen, z. B. von parenchymatösen Organen, Gefäßen, vor allem aber des Darms, mit ihren begleitenden Komplikationen zu vermeiden, müssen eventuell beide Verfahren, Sonographie und Computertomographie eingesetzt werden, um so eine definitive Klärung der anatomischen Verhältnisse zu erreichen und einen sichereren Zugang zu gewährleisten. Zu den Organregionen, in denen mit der Sonographie meist alleine gearbeitet werden kann, zählen die Leber, subhepatische und subphrenische Flüssigkeitsansammlungen, sowie bedingt die parakolische Region bei ausreichender Abgrenzbarkeit von Darmstrukturen. Im Gegensatz dazu ist der Zugangsweg zu retroperitoneal gelegenen Abszessen und im Bereich der Beckenregion vor allem, wenn ein Zugang von dorsal gewählt werden soll, sicherer unter computertomographischer Kontrolle. Da mit keinem der oben genannten bildgebenden Verfahren eine zuverlässige Differenzierung zwischen entzündlichen und sterilen Flüssigkeitsansammlungen möglich ist, erfolgt die Diagnosestellung durch Feinnadelpunktion. Nach Einlage eines Führungsdrahtes sollten alle weiteren Manipulationen, Aufbougierung des Punktionskanals und Katheterpositionierung sowie Absaugen der Abszeßflüssigkeit unter Durchleuchtung erfolgen, da eventuell auftretende Komplikationen, z. B. Abknicken des Führungsdrahts, Katheterfehlpositionen und gleichzeitig bestehende Fistelgänge zu Darmstrukturen besser erkannt werden können. Gegenüber der Computertomographie bietet die Sonographie den Vorteil, daß die Punktionsnadel während des Punktionsvorgangs beobachtet werden kann (Abb. 3). Für die ultraschallgeführte Punktion stehen eine ganze Reihe unterschiedlicher Schallköpfe mit verschiedenen Nadelführungen zur Verfügung. So besteht die Möglichkeit, die am Rand des Schallkopfs positionierte Nadel von der Seite her in das Gesichtsfeld

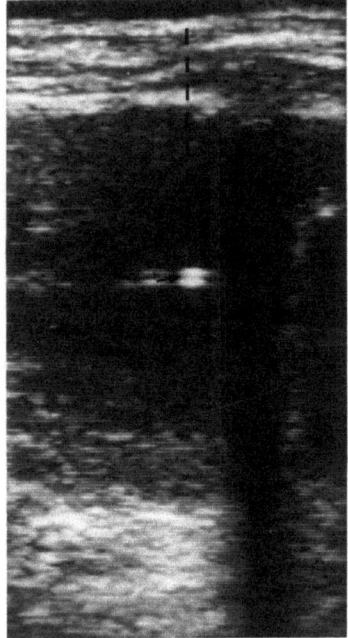

**Abb. 3.** Sonographische Leberabszeßpunktion. Sichtbares Doppelecho der Nadelspitze (*Pfeil*) innerhalb des Abszesses

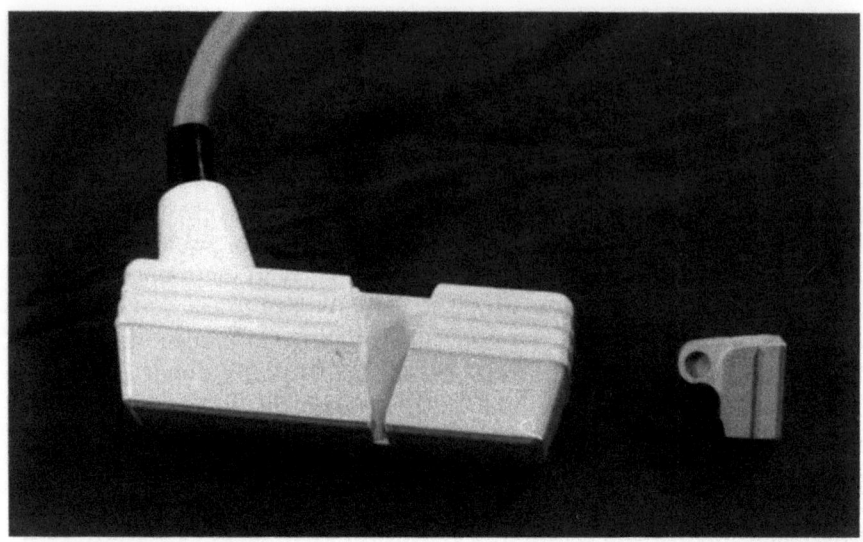

**Abb. 4.** Linearer 3,5-MHz-Punktionsschallkopf mit einer exzentrisch angeordneten Aussparung für freie Punktionen innerhalb 32° oder für Punktionen mit versenkbarem Führungskeil

zu schieben. Eine bessere Punktionskontrolle gelingt, indem man die Nadel durch einen zentral perforierten Schallkopf vorschiebt. Wir verwenden einen linearen 3.5-MHz-Biopsie-array, der freie Punktionen in einem Winkel von bis zu ±16° oder Punktionen mit einem zentral versenkbaren Führungskeil erlaubt [3] (Abb. 4).

Je nach Lokalisation des Prozesses wird die entsprechende Patientenseite angehoben; bei intrapelviner/perirektaler Lokalisation erfolgt die Punktion in Bauchlage (Abb. 5 und 6). Punktion und eventuell anschließende Darainagebehandlung werden unter aseptischen Bedingungen durchgeführt. Nach ausreichender Oberflächenanästhesie verwendet man zur primären diagnostischen Punktion Nadeln mit einem Außendurchmesser von 0.7 bis 0.9 mm mit Teflonhülle. Liegt die Nadel sicher in der Flüssigkeitshöhle, werden einige Milliliter für weitere Untersuchungen abgezogen (Zytologie, Antibiogramm). Die Höhle sollte dabei nicht sofort entleert werden, da durch den begleitenden Kollaps das Einlegen des Führungsdrahts sowie Kathetermanipulationen unter Verlust des sicheren Zugangs erschwert werden. Danach erfolgt das Einlegen des Führungsdrahts und, am besten unter Durchleuchtungskontrolle, die Aufbougierungen des Punktionskanals auf den Durchmesser des vorgesehenen Drainagekatheters. Welcher Katheter für die endgültige Drainage verwendet wird, hängt von der Größe und Viskosität des zu drainierenden Materials und vom Zugangsweg ab. Während für niedrig visköse Flüssigkeiten Schlaufenkatheter mit einem Durchmesser von 8 F ausreichend sind [4, 7], hat sich der in unterschiedlichen Größen erhältliche von van Sonnenberg entwickelte Spül-Saug-Katheter bei dickflüssigem Eiter bzw. nekrotischem Material an

Sonographische Diagnostik und Therapie posttraumat. Flüssigkeitsansammlungen 113

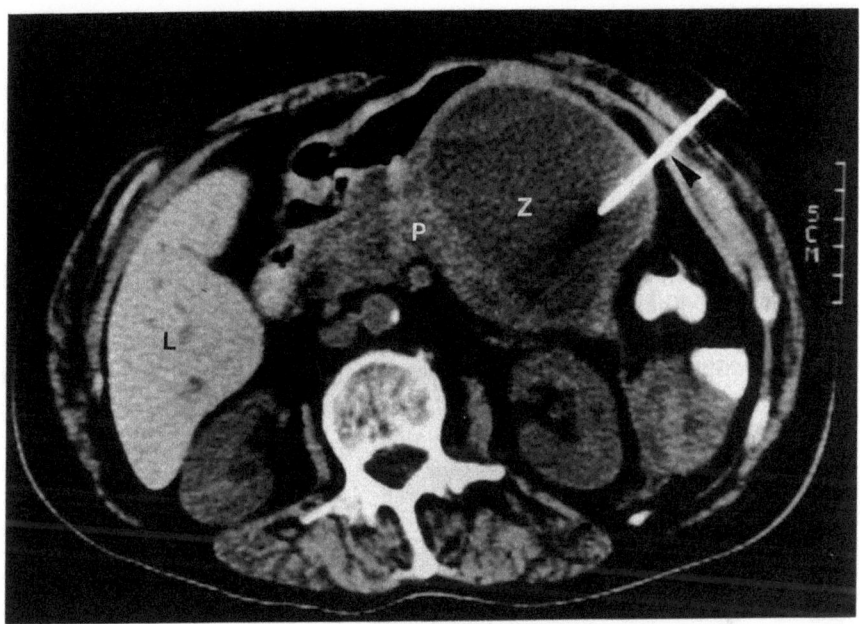

**Abb. 5.** Computertomographisch gesteuerte Punktion einer großen Pankreaspseudozyste (*Z*) (*P* Pankreas, *L* Leber, *Pfeilspitze* liegende Punktionsnadel)

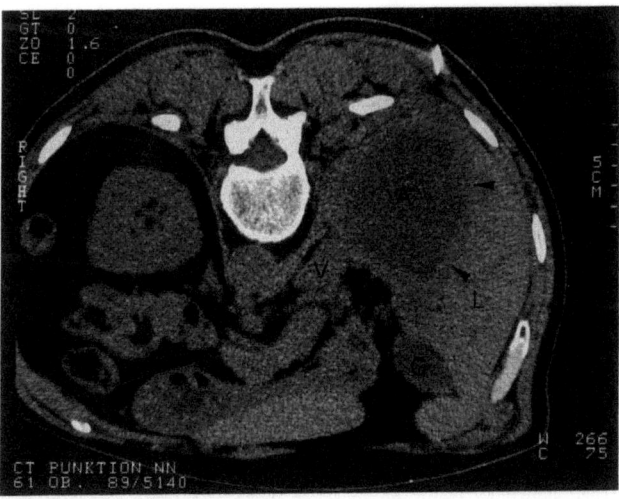

**Abb. 6.** Leberabszeß, Bauchlage: hypodense Raumforderung im kaudalen rechten Leberlappen (*A*) mit angedeuteter Abszeßmembran (*Pfeilspitze*) (*L* Leber, *V* Vena cava, *G* Gallenblase), liegende Punktionskanüle

unserer Klinik durchgesetzt [16]. Nach korrekter Katheterposition wird der Katheter an der Haut fixiert und die Flüssigkeitshöhle unter mehrfachem Spülen mit Kochsalz entleert. Die anschließende Kontrastmittelinjektion und Dokumentation des Prozesses in zwei Ebenen dient zum einen zur Kontrolle der korrekten Drainagelage, zum anderen als Nachweis vorhandener Fistelgänge und gleichzeitig als Ausgangsbefund für weitere Kontrolluntersuchungen.

Für den Erfolg der Drainage entscheidend ist eine gezielte antibiotische Therapie entsprechend des Antibiogramms und eine subtile Katheternachsorge. Die Katheternachsorge beinhaltet eine regelmäßige Inspektion der Drainage auf Abknickungen, regelmäßige Katheterspülungen, eventuell unter Beigabe von Spülzusätzen wie N-Acetylcystein [18], Bilanzierungen und regelmäßige radiologische Befundkontrollen. Gleichzeitig erlaubt die kontinuier-

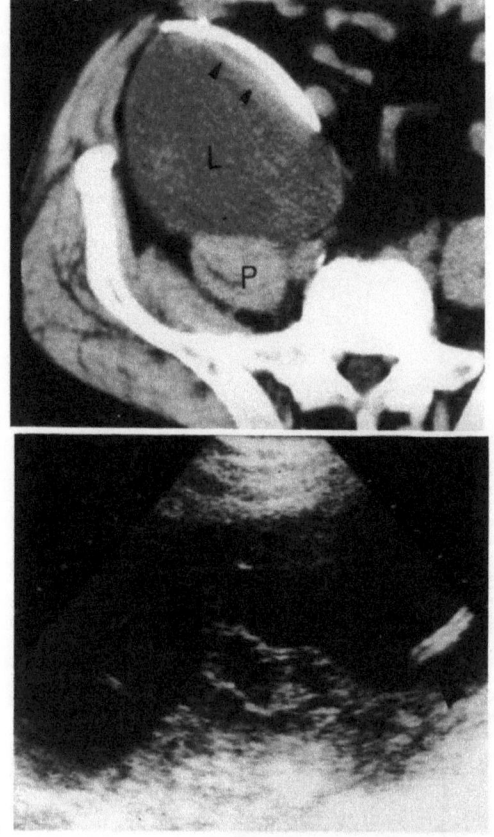

**Abb. 7a, b. a** Lymphozelendrainage nach Nephrektomie. Insuffiziente Drainage: der Katheter ist nach ventral verlagert, sichtbare Trennung zwischen drainiertem und undrainiertem Lymphozelenanteil (*Pfeilspitzen* Liegender Drainagekatheter, *L* Lymphozele, *P* M. psoas), **b** Sonographisch gute Darstellung feiner Septierungen innerhalb der Lymphozele, liegender Drainagekatheter (*Pfeilspitze*)

liche Überwachung der Laborparameter (Temperatur, Blutbild, Leukozyten, BSG) eine Beurteilung des Drainageerfolges bzw. ein Fehlschlagen der Therapie. Bei der Befundkontrolle, vor allem in sonographisch gut einsehbaren Regionen, ist der Ultraschall der Computertomographie überlegen. So lassen sich nicht selten erst im Ultraschall Septierungen innerhalb der Abszeßhöhle erkennen, die von dem Katheter nicht miterfaßte Areale abtrennen und eventuell eine zweite Drainage erfordern [13] (Abb. 7). Unter den Therapieversagern bei insgesamt 852 ausgewerteten Abszeßdrainagen stehen Fisteln zu Hohlorganen mit 23% an erster Stelle, gefolgt von Pankreasabszessen mit 15%. Technische Fehler, Nekrosen, Sequester und Rezidive werden in bis zu 13% beobachtet [7]. Eine Entfernung des Katheters kann bei Besserung des klinischen Beschwerdebilds (Abnahme klinischer und laborchemischer Entzündungsparameter) und deutlicher Größenabnahme der Abszeßhöhle bei gleichzeitig sistierendem klarem Drainagefluß durchschnittlich nach 21 Tagen erfolgen [7]. Dieses Vorgehen betrifft vorwiegend pyogene Abszesse, läßt sich jedoch auch auf nichtinfektiöse Flüssigkeitsansammlungen anwenden [5, 9, 11, 13, 19].

Vergleicht man die Ergebnisse der perkutanen Abszeßdrainage und der chirurgischen Drainage so ist ihre Effektivität mit 76% annähernd gleich. Die Komplikationen, 13% bei der perkutanen und 31% bei der chirurgischen Drainage sowie die geringere Letalität bei der perkutanen (11%) im Vergleich zur chirurgischen [17%], weisen das perkutane Vorgehen unter Berücksichtigung der absoluten Kontraindikationen als primäres therapeutisches Verfahren aus [1, 7, 11, 17].

## Stellenwert der Methode

Sonographie und Computertomographie sind Methoden der Wahl bei der Abklärung pathologischer Flüssigkeitsansammlungen im Abdomen und Bekken, wobei die Computertomographie der negativen Sonographie auf jeden Fall folgen sollte. Ob dem prätherapeutischen positiven Ultraschallbefund die Computertomographie anzuschließen ist, hängt sicher vom Einzelfall ab, ebenso wie der Einsatz einer rein diagnostischen Punktion. Faßt man die Wertigkeit der Verfahren zusammen, so ergibt sich eine hohe Treffsicherheit im Flüssigkeits- und Abszeßnachweis im intraabdominellen Bereich für beide Methoden. Die Computertomographie ist dem Ultraschall in der Diagnostik retroperitonealer Prozesse jedoch eindeutig überlegen. Beide Verfahren sind nicht in der Lage, die Präsenz eines Abszeßes zu beweisen. Daraus folgt zwangsläufig, daß der klinische Befund einen wesentlichen Bestandteil der Diagnostik darstellt. Die einfache Technik und die positiven klinischen Erfahrungen mit der perkutanen Drainage unter sonographischer Kontrolle zeigen, daß mit dieser Methode ein alternatives Verfahren zur offenen chirurgischen Drainage vorliegt und hierdurch die Notwendigkeit operativer Interventionen weiter reduziert werden kann.

# Literatur

1. Aeder MI, Wellmann J, Haaga JR, Hau T (1983) Role of surgical and percutaneous drainage in treatment of abdominal abscesses. Arch Surg 118:273
2. Doust BD, Quirox F, Sterwart JM (1977) Ultrasonic distinction of abscesses from other intra-abdominal fluid collections. Radiology 125:213
3. Gebel M, Schulz M, Mauz S, Simanowski J et al. (1988) Fortschritte der interventionellen Sonographie. electromedica 56:71
4. Günther R, Klose K, Dähnert W (1983) Selbsthaltender Schlaufenkatheter zur perkutanen Gallenwegsdrainage. ROFO 138:541
5. Karlson KB, Martin EC, Fankuchen EL et al. (1982) Parcutaneous drainage of pancreatic pseudocysts and abscesses. Radiology 142:619
6. Kerlan RK, Jeffrey RB, Pogany AC, Ring EJ (1985) Abdominal abscess with low-output fistula: successful parcutaneous drainage. Radiology 155:73
7. Klose KJ (1988) Perkutane Abszeßdrainage. In: Günther RW, Thelen M (Hrsg) Interventionelle Radiologie. Thieme, Stuttgart, 1989
8. Kressel HY, Filly RA (1978) Ultrasonographic appearance of gas containing abscesses in the abdomen. AJR 130:71
9. Mueller PR, Ferrucci JT jr, Simeone JF (1983) Biliomas: special considerations in detection and drainage. AJR 140:715
10. Mueller PR, Simeones JF (1983) Intra-abdominal abscesses: diagnosis by sonography and computed tomography. Radiol Clin North Am 21:425
11. Mueller PR, van Sonnenberg E, Ferrucci JT (1984) Percutaneous drainage of abdominal abscesses and fluid collections in 250 cases. Part II: current precedural concepts. Radiology 151:343
12. Nicolas V, Hürth CH, Steudel A, Claus G, Lackner K (1987) Diagnostik von Muskelhämatomen und Pseudotumoren bei Hämophilie. ROFO 146:319
13. Nicolas V, Harder T, Köster O, Kersjes W, Traupe M, Winter P (1988) Radiologische Diagnostik und Therapie postoperativer abdomineller Lymphozelen. ROFO 149:239
14. Ochsner A, De Bakey M, Murray S (1938) Pyogenic abscess of the liver. An analysis of 47 cases and review of the literature. Am J Surg 40:292
15. Papanicolaou N, Mueller PR, Ferruci JT jr, Dawson SL et al. (1984) Abscess-fistula association: radiologic recognition and percutaneous management. AJR 143:811
16. van Sonnenberg E, Mueller PR, Ferrucci JT jr, Neff CC et al. (1982) Sump catheter for percutaneus abscess and flui drainage by trocar or Seldinger technique. AJR 139:613
17. van Sonnenberg E, Mueller PR, Ferrucci JT jr (1984) Percutaneous drainage of abdominal abscesses and fluid collections in 250 cases. Part I: Results, failures and complications. Radiology 151:337
18. van Waes PFGM, Feldberg MAM, Mali WP, Ramos LRM (1983) Management of loculated abscesses that are difficult to drain: a new approach. Radiology 147:57
19. White M, Mueller PR, Ferrucci JT, Butch RJ, Simeone JF, Neff CC, Yoder I, Papanicolaou N, Pfister RC (1985) Percutaneous drainage of postoperative abdominal and pelvic lymphoceles. AJR 145:1065
20. Wilson RF (1985) Special problems in the diagnosis and treatment of surgical sepsis. Surg Clin N Amer 65:963

J. H. Simanowski, V. Mendel, Med. Hochschule Hannover (Hrsg.)

# Ultraschall in der Chirurgie

**Intraoperative und interventionelle Sonographie**

1991. XIII, 205 S. 138 Abb. (davon 3 in Farbe) 66 Tab. Geb. DM 168,– ISBN 3-540-52304-9

Die Sonographie ermöglicht ohne Strahlenrisiko, beliebig oft wiederholbar und unabhängig von der Bewußtseinslage eines Patienten sichere Aussagen. Nicht nur die Diagnose, sondern auch therapeutische Eingriffe werden durch ultraschallgeleitetes Vorgehen vereinfacht oder sogar erst ermöglicht. Beispiele sind die Punktion von intraabdominellen Raumforderungen, Abszeßdrainagen zur Vermeidung von Reoperationen, die ultraschallgeleitete Resektion von Tumoren, die Pankreasgangspaltung oder die intraoperative Qualitätskontrolle gefäßchirurgischer Eingriffe.
Erstmals werden die intraoperative und interventionelle Sonographie umfassend in einem Buch dargestellt. Vor allem Chirurgen erhalten damit einen Überblick und auch praktische Tips für den Einstieg in diese Techniken.

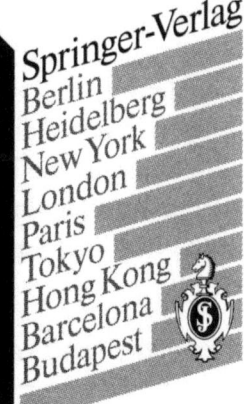

Springer-Verlag
Berlin
Heidelberg
New York
London
Paris
Tokyo
Hong Kong
Barcelona
Budapest

U. Harland, Gießen; H. Sattler, Bad Homburg

## Ultraschallfibel Orthopädie, Traumatologie, Rheumatologie

Unter Mitarbeit von R. Graf, P. Schuler, R. Casser

1991. IX, 184 S. 267 Abb. in 517 Einzeldarst.
Brosch. DM 128,- ISBN 3-540-51928-9

Der zweite Band der Reihe „Ultraschallfibel", die sich bereits durch ihren Vorläufer **Innere Medizin** bewährte, ist ein Kurzlehrbuch für jeden Orthopäden und interessierten Praktiker anderer Fachgebiete. Alle derzeit üblichen und sinnvollen Schnittführungen an den Gelenken werden in ihrer normalen und pathologischen Sonoanatomie zusammengefaßt.

Die normale Sonoanatomie wird durch Vergleiche mit entsprechenden anatomischen Schnitten und durch Erläuterung der Lage dieser Schnitte am Patienten erläutert. Für zahlreiche Krankheitsbilder werden die pathologischen Veränderungen der Sonoanatomie an den eingeführten Schnitten gezeigt. Außer der Darstellung der Gelenke wurde ein großes Kapitel den Veränderungen und Verletzungen der Muskeln und Sehnen und den Tumoren gewidmet.

Der Leser lernt die diagnostischen Möglichkeiten des Verfahrens anhand individueller Krankheitsbilder kennen.

Das Verständnis wird durch zahlreiche Querverweise auf die Darstellung der normalen Sonoanatomie erleichtert.

Besonderer Bonus: Eine gelenkbezogene Gliederung, die den raschen Zugriff bei Fragen in der täglichen Routine erleichtert. Somit ist die **Ultraschallfibel Orthopädie, Traumatologie, Rheumatologie** für jeden Praktiker von außergewöhnlichem Wert!

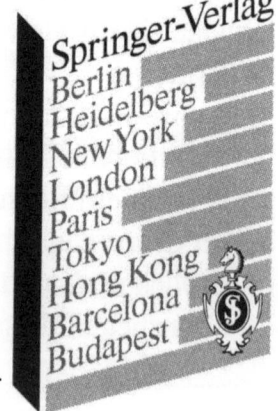

*Preisänderungen vorbehalten.*

MIX
Papier aus verantwortungsvollen Quellen
Paper from responsible sources
FSC® C105338

If you have any concerns about our products,
you can contact us on
**ProductSafety@springernature.com**

In case Publisher is established outside the EU,
the EU authorized representative is:
**Springer Nature Customer Service Center GmbH
Europaplatz 3, 69115 Heidelberg, Germany**

Printed by Libri Plureos GmbH
in Hamburg, Germany